精神分裂症 及其 相关障碍的认知增强

Cognitive Enhancement in Schizophrenia *and* Related Disorders

著者　[美] 马切里·凯夏文（Matcheri Keshavan）
　　　[美] 肖恩·艾克（Shaun Eack）

译者　王继军　张天宏　李慧君 等

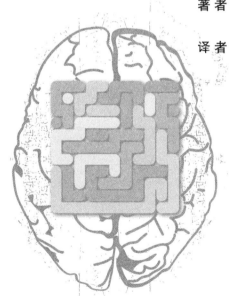

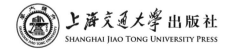
上海交通大学出版社
SHANGHAI JIAO TONG UNIVERSITY PRESS

内容提要

精神分裂症和相关的精神疾病可以高度致残。认知障碍,包括注意力、解决问题和社会理解等技能障碍是许多精神疾病的核心症状,严重影响着患者的生活质量。新的研究提供了认知增强疗法能够缓解这些缺陷的证据。本书探讨了认知增强疗法的证据及其行动模式,为个性化的实施策略提出建议。所涵盖的主题包括基于计算机的练习、心理治疗小组活动和药理学干预。本书是为临床医生、研究人员和心理健康学生的需要而设计的,图文并茂,案例丰富,可读性强。

图书在版编目(CIP)数据

精神分裂症及其相关障碍的认知增强/(美)马切里·
凯夏文(Matcheri Keshavan),(美)肖恩·艾克
(Shaun Eack)著;王继军等译.—上海:上海交通大
学出版社,2020
ISBN 978-7-313-23875-7

Ⅰ.①精… Ⅱ.①马… ②肖… ③王… Ⅲ.①精神分
裂症-认知-研究 Ⅳ.①R749.3

中国版本图书馆 CIP 数据核字(2020)第 197498 号

精神分裂症及其相关障碍的认知增强
JINGSHEN FENLIEZHENG JIQI XIANGGUAN ZHANGAI DE RENZHI ZENGQIANG

著　　者:[美]马切里·凯夏文　　　　　　译　　者:王继军 等
　　　　　肖恩·艾克
出版发行:上海交通大学出版社　　　　　　地　　址:上海市番禺路 951 号
邮政编码:200030　　　　　　　　　　　　电　　话:021-64071208
印　　制:上海新艺印刷有限公司　　　　　　经　　销:全国新华书店
开　　本:710 mm×1000 mm　1/16　　　　　印　　张:13
字　　数:207 千字
版　　次:2020 年 12 月第 1 版　　　　　　　印　　次:2020 年 12 月第 1 次印刷
书　　号:ISBN 978-7-313-23875-7
定　　价:98.00 元

国家科技部"十三五"重大慢性非传染性疾病防控研究重点专项"精神分裂症分期识别生物学标记与多级风险布控体系建构(2016YFC1306800)"资助出版

本书翻译人员（以姓氏拼音为序）：

崔慧茹　上海交通大学医学院附属精神卫生中心

甘冉飘　上海交通大学医学院附属精神卫生中心

郭　茜　上海交通大学医学院附属精神卫生中心

李慧君　佛罗里达农业和海洋大学

李志行　上海交通大学医学院附属精神卫生中心

苏文君　上海交通大学医学院附属精神卫生中心

陶凤芝　上海交通大学医学院附属精神卫生中心

王继军　上海交通大学医学院附属精神卫生中心

魏燕燕　上海交通大学医学院附属精神卫生中心

徐丽华　上海交通大学医学院附属精神卫生中心

杨舒文　上海交通大学医学院附属精神卫生中心

张　婕　上海交通大学生物医学工程学院

张天宏　上海交通大学医学院附属精神卫生中心

郑毓鹬　上海交通大学医学院附属精神卫生中心

周　杰　上海交通大学生物医学工程学院

本书献给杰拉德·E.霍加蒂(Gerard E. Hogarty，M.S.W.)

(1935—2006)

中 文 版 序

我很高兴我和肖恩·艾克的著作《精神分裂症及其相关障碍的认知增强》(中文版),在英文版出版后不到 1 年内,就获得翻译和出版。这么快的速度离不开上海交通大学医学院附属精神卫生中心"上海精神病高危队列(SHARP)"团队全体成员的努力!

SHARP 团队成员在对精神分裂症谱系障碍的早期识别工作中,深刻地认识到认知损害与精神分裂症的临床表现、功能预后等之间的密切联系,也正在寻找相应的认知干预方法。两年前,本人有幸正式成为 SHARP 团队中的一员,经常通过视频参加团队的讨论,深感这是一个富于开拓精神和充满活力的团队!虽然我不懂中文,但是,我知道他们的专业英文很流利,相信他们能精准表达我们原著的意思。

中国有 14 亿人口,全球精神分裂症谱系障碍患者有 1/4 在中国。本书中文版的出版,会让更多精神科临床医生、精神分裂症患者及其家属理解、熟悉认知增强的概念、实施方法和效果等,从而推动认知增强的临床实践活动在中国的普及。这将对改善中国和全球精神分裂症患者的功能预后产生深远影响。基于这些理由,本书的即将出版让我们兴奋,同时更期待它能对中国精神卫生以及相关领域的实践者提供帮助!

马切里·凯夏文

2020 年 2 月于哈佛大学医学院

序

精神分裂症患者有很多问题，包括具有明显的妄想和幻觉，以及阳性症状。即使这些严重的问题解决后，仍然有其他的困难妨碍他们的工作，特别是在社会关系、就业和实现个人目标方面。我们知道，认知问题是这些功能和个人成就的关键驱动力。尽管我们已经对明显的症状进行了治疗，然而，患者通常需要花很多年才能乐观地看待症状的缓解。有人认为困难在于患者的易患素质而且它们很难改变，但我们可以通过提供认知康复来帮助患者补救这些思维技能。本书内容涵盖了这个领域的历史、乐观主义的出现和推动治疗发展的理论。虽然我可能不同意某些层次的理论描述，但我完全赞同它在这些方面的描述：认知增强疗法是如何建立的，以及它在众多治疗方案中的重要性。它雄心勃勃，其成分也是多种多样。

在我看来，科学文献中充斥着关于认知训练是否需要自上而下、自下而上或补偿性的虚假争论，其实这不是认知增强的特色，这是所有治疗的基础。它包括具体的认知训练和实践（自下而上），以制定有效解决问题的策略（自上而下），然后将所有这些与环境适应（补偿）相结合，以减少处理问题的速度或灵活性的需要。这种方法还包括治疗导入，以指导治疗和评估过程，使患者不至于压力过大。这使得它成为一种治疗而不是"大脑训练"，因为治疗师允许更多的个性化治疗，可以增加动力，更重要的是能够帮助患者将治疗目标与个人现实世界中的目标联系起来。

最佳认知疗法的发展无疑受到其支持者个人偏见的阻碍。本书列出了所有可用选项，允许临床医生作出选择，但也指出了相似之处，尽管它们的名字和市场化方式不同。本书还介绍了认知疗法与包括药物在内的其他干预的整合。

本书最吸引人的部分是从作者把专家临床经验传递给读者。这些信息的目的很明确,就是要帮助那些正在着手为患者提供治疗的医生。在发展良好治疗联盟的同时,也强调个性化。往往两者都是吸引个体的关键性因素,同时也是治疗的障碍,尤其是对于那些经历多次失败的群体而言。

当我受邀写这篇序时,我想我能在几天内写出一份合理草稿,但我还想知道这本书究竟会多有趣。随便翻翻远远不够,我从头到尾进行了认真研读。这显然是我想写的书,看到凯夏文博士和艾克博士现在已经把它写出来了,我非常高兴,因此我确实感到如释重负。

总之,多种形式的认知增强可以提高思维能力,并有利于身体功能的恢复。本书是鼓励更广泛使用认知增强的垫脚石。但我们不应认为提供这种治疗是实现个人目标的唯一决定因素。社会仍然歧视患有精神疾病的人,随之带来的病耻感将会影响患者及其家庭。我们都希望随着认知增强的引入,患者的康复效果会更好,对治疗更乐观,这将促进社会的有益变化,为我们的患者创造更多的机会。

伦敦国王学院精神病学、心理学和神经科学研究所
达姆·T. 威克斯(Dame Til Wykes)教授

前　言

精神分裂症及相关的精神障碍是致残性最高的疾病之一。虽然目前的药物治疗可以控制急性精神病症状,但导致功能性残疾的持续认知缺陷仍然没有得到很好的解决。目前,心理治疗仍然是我们解决这些康复障碍的主要方式。本书作者们的共同研究方向即为填补这一严重疾病的治疗空白,并在很大程度上归功于 Gerard E. Hogarty(1935—2006)的重要影响和指导。Gerard E. Hogarty 开创了精神分裂症认知增强领域的先河,并继续启发我们对这一主题的思考。在作为科学家和研究人员长达十年的合作中,我们逐渐认识在理解认知、大脑可塑性和精神障碍干预(尤其是精神分裂症)方面的实质性进展和挑战。我们也对这一领域的未来发展持乐观态度。对精神分裂症和相关疾病认知增强现状的总结,将对从业者、教育者和研究人员做出有价值的贡献。

虽然认知障碍是许多精神疾病的共同特征,但本书的重点是精神分裂症,因为这是我们的专业领域。相信本书中的原理也将适用于其他相关的精神疾病。精神分裂症是一种谱系障碍(如分裂情感障碍和精神病性情感障碍),患者的认知困难是其核心特征,并且是持续性、终身性的。此外,虽然认知健全是本书的主要关注点,我们认为情绪和行为改变也同样重要,也是精神障碍的常见表现。因此,有必要把认知增强与其他心理-社会因素和药物干预相结合。与认知修复或认知康复等术语相比,我们更倾向于使用认知增强这一术语,因为它的范围更广,且不具有污名性。

本书可满足临床医生、学生和心理健康研究人员的需要,亦可为患者及其家属提供帮助。我们尽可能地采用一种对话的方式,将我们在照顾精神分裂症患者方面的个人经验和价值体系与我们从几十年的系统研究中学到的东西相互融合。我们更专注于最初由 Hogarty 和同事开发的"认知增强治疗

1

（cognitive enhancement therapy，CET）"。在这方面我们拥有最丰富的经验。我们还描述了其他几种认知干预的方法。本书使用了大量的插图，大部分是我们原创的，案例插图则主要来自我们的医疗实践经历，以及该领域主要作品的最新书目。本文从基本原理部分开始，概述了目前我们对精神分裂症认知及其损害的理解，对健康和疾病中大脑可塑性本质的理解，以及认知增强发展的历史进程及其原理。第二部分是认知增强的手段。首先概述了精神分裂症早期患者的参与和稳定，这是认知增强方法成功的关键前提。然后，我们详细总结了基于计算机、个人和团体干预来增强神经认知和社会认知的策略。最后，我们对精神分裂症的药物治疗进行概述，对药物增强认知的有限数据进行了说明。在最后一部分，我们将重点讨论如何优化和个体化患者的认知干预。最后一章对常规临床当中认知增强研究和实施的现状和发展方向进行了总结。

本书的编写目的不是作为认知增强治疗或其他认知干预的治疗手册，但有可能成为相关人员在工作中学习和实施这些干预的重要资源。认知增强治疗的权威治疗手册可从 www.Cognitive Enhancement Therapy.com 网站获得，应作为学习该方法的主要资源。我们也推荐读者参考本书中讨论的其他干预措施的主要文章。如果本书中的实践原则不适用于患者，或与患者及其临床所呈现的情况相反，从业者则应结合其临床判断和（或）寻求适当的转诊。如果这本书能为精神分裂症患者及其家属提供指导、信心和理解，我们将感到欣慰。

致　　谢

我们感谢所有为本书作出贡献的人。Michelle Friedman-Yakoobian 博士、Synthia Guimond 博士、Asha Keshavan 博士、Emily Kline 博士、Raquelle Mesholam Gately 博士、Luis Sandoval 博士和 William Stone 博士提出了宝贵意见。Jayne-Marie Nova 在精心创建参考文献方面发挥了重要作用。同时也感谢我们配偶的支持、耐心和理解。Asha Keshavan 和 Ashley B. Eack. Vinod Srihari 仔细审阅了书稿，并提供了宝贵的修改建议。

目　　录

第一部分　认知增强的基本原理

第二部分　认知增强的方法

第三部分　认知增强的个体化及优化

第一部分
认知增强的基本原理

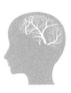

第 1 章

精神分裂症及其相关精神病
患者的认知障碍

1.1 引言

本章内容主要概述了人类认知的多个方面,包括非社会性认知功能(如注意力、执行力和记忆力)和社会认知功能(如情绪识别、观点采择)。我们对这些功能的性质是如何在精神分裂症与相关精神病性障碍中受损以及评估做了回顾。通过总结概括,逐步形成对这些功能背后大脑环路的理解。本章内容范围并不是对大量文献进行详细综述,而是总结对于一名认知增强方法的实践者需要记住的要点。

Emil Kraepelin(图 1－1)被认为是"现代精神病学之父",他指出认知损害是早发性痴呆的核心表现之一,这一术语最初是由 Morel 提出的。之后,早发性痴呆被瑞士精神病学家 Eugen Bleuler 命名为精神分裂症,当时 Eugen Bleuler 认为精神分裂症是具有不同病因的一组疾病,其主要特征为精神功能的"分裂"。Kraepelin 等描述了精神分裂症广泛的认知功能损伤,包括注意力、学习能力、问题解决能力方面的损害,还指出了这些改变对独立生活、社交以及职业功能的影响。然而,即使到 20 世纪中叶,认知损害在精神分裂症中的中心地位仍被明显忽略。这可能是由于对该疾病的心理动力学理解占主导地位所致。精

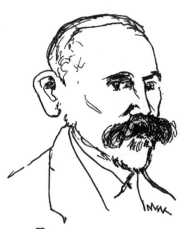

图 1－1 Emil Kraepelin (1856—1926)被认为是现代精神病学之父,首先描述早发性痴呆,也就是现在的精神分裂症

神病性障碍的现代神经心理学概念起始于 20 世纪 50、60 年代。在过去的几十年里,通过应用大量来自认知神经科学以及实验心理学的传统神经心理学任务和范式,精神分裂症的认知功能得到了持续、全面的研究[1-2]。

案例研究

杰弗里是一名 26 岁的单身失业者,与父母共同生活。6 年前,他在读大学二年级时首次出现偏执、夸大妄想以及幻听等症状,即被诊断为分裂情感性障碍。那时起他开始相信自己注定要成为美国总统,而且认为他正在被美国联邦调查局以及中央情报局监视,目的是为了"审查"和培训他成为最高领导人。

杰弗里除了一些早期的发育标志稍有延迟之外,他的童年相对平凡。他在 2 岁时开始学会讲话。他在初中阶段学习成绩优异,但是经过心理医生评估可能存在注意力缺陷障碍。进入高中学习阶段后他的成绩开始下降,各科成绩大部分为 C。高中毕业后杰弗里进入大学,但是在大一时由于学习困难他不得不休学一段时间,而且越来越感觉到焦虑不安,认为自己人生中有比获得大学学位更重要的任务。他无法集中注意力,不能合理安排自己的学业。他开始出现社交退缩,花大量的时间在推特(Twitter)上发布一些混乱的政治信息。就在那段时间,他因为首次精神病发作而住院接受治疗。

在过去的 4 年里,杰弗里曾三次住院,现在是一所大学精神科的门诊患者。他的症状有所改善,但呈间歇性复发。这主要是因为他对用药(利培酮、丙戊酸、苯托品)的依从性较差以及健忘。他不相信自己患有任何疾病,且并不关心别人对他妄想信念的不认同。由于他在与人对话时一开始就会谈到自己成为总统的妄想,他一直无法约会,也没有亲密的朋友。虽然他能得到工作面试的机会,但他从未能将一份工作持续超过数月。杰弗里的运算、处理速度较慢,在成套认知测试中符号编码测试得分中处于第 25 百分位数的位置。在连线测验的第一部分和持续注意测验中,处于第 10 百分位数的位置反映出他的注意力不集中。他的工作记忆(空间广度测验)也处于低平均水平(第 25 百分位数)。他的空间推理能力(迷宫测验)表现出中等水平(第 40 百分位数)。他在社会认知的情绪调节分项测试的得分处于第 20 百分位数的位置。

正如本章所揭示的,认知损害是精神分裂症的一个核心方面。需要记住的关键点是,精神分裂症不仅仅涉及某一个认知领域,通常是许多缺陷的组合。某个领域受损的程度可能因患者而异，也可能因疾病所处的阶段而异[3-4]。案例中关于杰弗里的描述说明了这一点，并强调了这些损伤是如何实质性地影响了患者的日常功能。

1.2　精神分裂症认知障碍的本质

1.2.1　精神分裂症的认知障碍十分常见

虽然认知障碍是精神分裂症的一个核心方面，但许多患者可能表现出正常的认知功能。在健康个体中，父母的教育水平对其认知功能有很强的预测作用。研究[5]表明，大多数患者(>90%)的表现低于基于父母教育水平的预期情况，而在任何时间点1/2～1/3的患者存在阳性和阴性症状(图1-2)。因此，相对于他们未患病情况下的认知功能水平，几乎所有的精神分裂症患者都有一定程度的认知障碍。超过90%的患者至少在一个领域存在缺陷，约75%的患者在2个领域存在缺陷。认知障碍在精神分裂症中也比情感性障碍更为严重[6]。

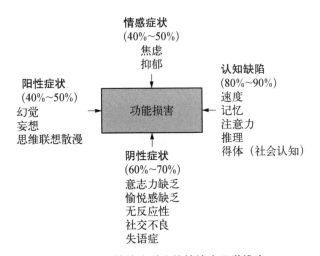

图1-2　精神分裂症的精神病理学维度

1.2.2　认知障碍可能先于疾病出现，并可能是精神分裂症发病前的特征

精神分裂症患者的一级亲属有认知障碍，虽然受损较轻，约比健康人群低

半个标准差[7-8]。超过 90％未患精神分裂症的同卵双生子存在认知障碍[9]。轻度的认知障碍通常在早年(发病前)阶段就已明显[10]。尽管其严重程度轻于已确诊精神分裂症患者[9]，认知障碍或衰退也存在于临床精神分裂症高风险个体中，并且能够预测精神病的转化[11]。

1.2.3　认知障碍预测功能结局

认知功能可以有效地预测精神分裂症患者的功能结局。功能结局指的是独立生活，以及职业和社会功能。特定领域的认知功能与结局之间关系效应为中等。这种效应在综合认知评分中则更大些[12]。一项荟萃分析表明，社会认知可能比非社会认知更能解释功能结果的差异[13]。社会认知可能是神经认知与功能结果关系的中介。总的来说，认知障碍是患者功能恢复的一个限制因素。

1.2.4　认知障碍在疾病过程中持续存在，是疾病的一个特征

认知障碍在首次精神病发作中确实广泛存在，其倾向于保持在相同或轻微加重的水平，并且在语言陈述性记忆和处理速度方面最为突出[4]。认知障碍与疾病的阴性症状和阳性症状之间存在一些不一致的关系[14]。虽然精神病症状会随着时间的推移而波动，但认知障碍却很少如此(图 1-3)。一般来说，除了抗胆碱能药物外，其他抗精神病药物不能解释认知障碍的性质和严重程

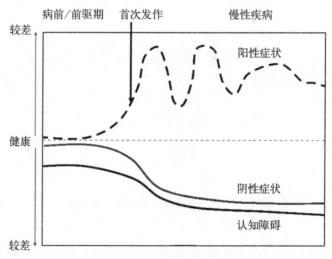

图 1-3　精神分裂症认知障碍病程(黑色实线、下线)、阴性症状
　　　　(灰色实线、下线)和阳性症状(黑色虚线、上线)

度[15]。神经认知障碍的程度在成年后趋于稳定。

1.2.5　精神分裂症的认知障碍是普遍存在的且跨越多个领域

几项荟萃分析表明,精神分裂症患者存在广泛的认知功能受损,程度从中度到重度不等,其效应量从适中到较大范围不等[3-4]。值得注意的是,受损的认知领域包括处理速度(speed)、工作记忆(memory)、语言记忆和学习、注意力(attention)、推理(reasoning)和执行功能,以及得体性(tactfulness)或社会认知(social cognition)。在教学时,以上单词的首字母缩写 SMARTS 可用于总结概括关键领域。

我们在下面列出精神分裂症中最重要的几个认知障碍领域。一些认知功能,如程序记忆、隐性学习和视觉感知技能可能较少涉及[16]。正如本书第 2 章所讨论的,一些精神分裂症中保留的认知能力领域可以通过代偿性神经可塑性原则应用于认知修复。

1.3　精神分裂症患者的非社会认知缺陷

1.3.1　处理速度

精神分裂症患者在信息处理速度上存在明显缺陷[17]。这一领域的一个常用测试是数字符号编码任务,是不同版本韦氏智力量表的一部分。这项任务要求参与者尽可能快地把一系列数字替换成符号(如在 90 秒内)。处理速度缺陷与日常活动、职业功能和社会功能显著相关。镇静类抗精神病药物、苯二氮䓬类药物和情绪稳定剂也可能损害精神运动速度。

1.3.2　记忆

一般认为,记忆包括多个进程。首先是工作记忆,它指的是在短时间内在线保存有限数量信息的能力,就像一个精神"便笺本"。该认知领域的一个典型测试是韦氏智力量表中的数字广度测验——顺背(重复一串数字)和倒背(要求信息在线保存并重新排序)。精神分裂症患者在这些任务中存在障碍[18]。另一种常见的测试类型是 n-back 任务,在该项任务中,一个刺激序列被呈现,受试者必须指出新的刺激(如数字或字母)何时与序列中较早的 n 个刺激相匹配;可以调整 n 来改变任务的难度级别。

外显(或陈述性)记忆包括对自传或事实信息的有意识的记忆和回忆。陈述性记忆有两种类型:语义记忆(记住事实,如感恩节大餐的组成部分)和情景记忆(记住事件,如前一天晚上吃了什么)。相比之下,内隐性(或程序性)记忆并不涉及有意识的回忆。例如,内隐性记忆是不会有意识地回忆骑自行车的步骤,但是在需要时能够这样做。没有明确的证据表明内隐记忆在精神分裂症患者中受损。

在精神分裂症患者中,语言学习和检索,以及对以前学过的知识的再认知,都受到了实质性的损害[3]。常用的测试包括单词表学习。在这个测试中,测试者被要求看 12~16 个单词,然后立即尽可能多的回忆。在 16 个单词列表上重复学习 5 次之后,控制组至少能记住 13 个单词,而精神分裂症患者一般只能记住 9 个单词。有证据表明,精神分裂症患者的言语记忆与不良的社会和职业结果之间存在关联。

1.3.3　注意力

精神分裂症患者的注意力严重受损。注意力的两个方面:① 持续性注意或警觉,即保持对刺激持续关注的能力(如查看监视器上火车到达的时间,在其中找到目的地到达信号);② 选择性注意,即关注相关刺激的能力以及忽视竞争性刺激的能力。这是你在嘈杂的鸡尾酒会上需要的,你必须注意你的朋友在说什么,而忽略你周围其他人的聊天内容。持续操作测验是一种典型的持续性注意力测试,在这种测试中会呈现一系列刺激。个体必须对每次出现的目标刺激(如当一个 X 出现在 A 之后时)做出反应。有证据表明,精神分裂症和双相情感障碍患者的持续性注意力存在损伤[3]。

选择性注意包括将注意力集中在相关的外部刺激或内部心理表征上,而忽略竞争性刺激。这可能涉及筛选(包括所需的输入,但排除不相关的输入),以及根据刺激属性(如形状、颜色)对信息进行分类。选择性注意的一个经典测试是 Stroop 测试。在这项任务中,受试者被要求尽快说出单词的颜色,而不是读单词。因此,如果单词"蓝色"是用红色打印的,受试者应该说"红色"。命名单词的颜色需要更长的时间,当墨水的颜色与颜色的名称不匹配时,会导致更多的错误。这种 Stroop 测试效应在精神分裂症中是异常的。

精神分裂症及其相关神经精神疾病患者注意力受损的另一个方面是注意

能力,即处理多项并发任务的能力(如一边开车,一边交谈,一边喝咖啡)。许多患者发现很难同时处理多项任务,这是因为他们注意能力下降[19]。

1.3.4 推理和问题解决

执行功能涉及解决问题、制定计划以及在 2 个或多个任务之间切换等活动。这些能力在日常生活中至关重要。一个常用的测试是威斯康星卡片分类测试(Wisconsin card sorting test,WCST;图 1-4)。在此任务中,参与者被要求将一副纸牌分成几组(根据颜色、数字或形状的原则分组),并根据正确或错误答案的反馈找出规则。规则在测试过程中会改变,参与者必须找出新的规则,并相应地改变他的回答。精神分裂症患者在这种需要概念灵活性和思维定式改变能力的任务中的表现持续受损[20]。

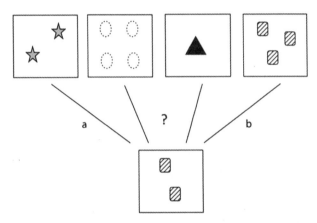

图 1-4 威斯康星卡片分类测试

与选择性注意相关的执行功能的另一个方面是监测冲突和选择适当的反应。一个常用的测试是 Flanker 任务。在这项任务中,一系列的箭头指向右边或左边。在一致性实验中,如果箭头指向右边,参与者就会按右边的按钮;而在非一致性实验中,当箭头指向右边时,参与者则要按左边的按钮。一般来说,在神经精神疾病中,流体智力(即处理新信息的能力,如工作记忆和执行功能)比晶体智力(即使用已经获得的信息,如词汇的能力)更容易受损。这两种智力在精神分裂症患者中都会发生改变。然而,受损的晶体智力可以提供给我们一种针对病前能力的测量方法,而流体智力的下降则可能反映了疾病相关的智力下降。

1.4　精神分裂症患者的社会认知缺陷

社会认知是一个复合词,指的是在社会情境中感知、推断和反应的心理过程。社会认知的组成部分包括:情绪感知、接受他人观点的能力和评价社会环境的能力。当被要求识别人们脸上的情绪表情时,精神分裂症患者的表现总是较差[21]。精神分裂症患者在言语和录像独白中也表现出对情绪感知的缺陷。相对于积极情绪,患者的这种感知缺陷往往在消极或中性的感觉刺激中表现得更突出[MSK(作者之一)在他的实践中观察到,当他面无表情地走进办公室时,患者经常问其是否因他们或其他事情生气!]。事实上,我们的一项研究表明,在家族性精神分裂症风险较高的青少年中,对中性面孔的情绪感知受到了损害。

精神分裂症患者也很难接受他人的观点(心智化、观点采择),也很难根据现有的社会背景信息来推断他们的精神状态。这个过程也称为心智理论(theory of mind, ToM),是理解暗示、意图、幽默、讽刺和隐喻能力的基础。有证据表明,精神分裂症患者在幽默感方面存在缺陷,这可能与 ToM 障碍有关[22]。

环境评价指的是一个人从社会环境的信息中判断社会线索的能力,以及对不同的、有时是模糊的社会情境的角色、规则和规范的认识。这包括感知社会线索(社会知觉)的能力,处理这些信息并在特定的社会情境中选择适当的反应。

归因方式是指一个人理解生活中社会事件的方式。例如,如果一个朋友在社交场合没有对你微笑,你可能会认为他是故意忽视你,或者他可能没有注意到你。所选择的解释将清楚地决定你在这种情况下的情绪和行为反应。

图 1-5 说明了社会认知的不同组成部分。我们的患者杰弗里,由于他在社会认知的几个方面都有困难,所以一直不能坚持工作。在一个案例中,如果一个人必须完成一个工作相关的互动(如要请假 1 天),他必须首先评估老板的情绪(情感识别),发现他的老板所想(观点采择或心智理论),评估可能最好的时间和地点(环境评价),并对老板的反应做出相应的解释(如拒绝请求,并不自动意味着老板不喜欢他)。在第 6 章中,我们将讨论认知增强方法在社会认知方面的应用。

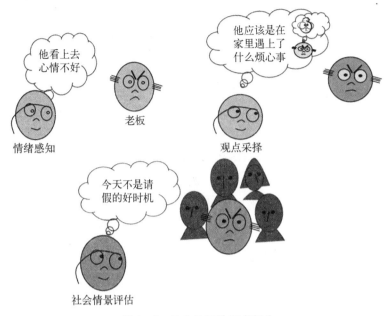

图 1-5　社会认知的组成部分

1.5　精神分裂症患者的元认知缺陷

元认知被定义为对"思维的思考"。这个术语已经在多种情况中使用过。它指的是三大类功能：① 监测或评价个人的认知功能；② 自我认知的调节，包括执行功能和认知控制；③ 元认知知识，即任务困难度的知识，解决这些困难所需的资源，以及提高认知能力的替代方法[23]。有证据表明，精神分裂症患者的元认知在上述各方面都存在缺陷，这种损伤似乎可以预测功能结局[24]。

元认知受损的后果之一是无法思考自己的妄想信念，以及在新证据环境下改变它们的能力。有观点认为妄想形成是认知偏见的结果，尤其是一种妄下定论的倾向[25]。这种推理上的偏见不仅在精神分裂症患者身上得到了广泛的证实，而且在从妄想中恢复过来的患者和精神疾病高危人群中也得到了证实。

1.5.1　自知力

精神分裂症患者最常见的问题之一是缺乏自知力。自知力是一个多维的概念，包括准确的自我意识、正确的归因，以及对自身疾病和治疗需求的认识。精神分裂症患者可能在这些方面存在一个或多个障碍。研究发现，认知能力受损与精神分裂症患者缺乏自知力密切相关。甚至有人提出,精神分裂症患者自知力的缺乏可能反映了一种病感失认症(一种已知的神经系统症状),患者对自身神经功能障碍的认识受损[26]。

1.5.2 预期能力

与自知力相关的一种认知功能是预期能力,即考虑一个人的行为的长期后果并利用这些信息来指导当前和未来行动的能力。预期能力与精神分裂症患者的功能性残疾密切相关。由于其认知行为长期后果(被称为未来"近视")的能力下降,并可能在许多不同领域(如家庭、工作)对人际关系产生负面影响。的确,在我们的一项纵向研究中,预期能力可以显著地预测功能结局[27]。

总之,精神分裂症的认知缺陷涉及多个领域,是精神分裂症和相关疾病的整体精神病理表现的核心。虽然这些疾病的核心方面可能至少在一定程度上是独立的,但它们很可能也是重叠的;认知障碍、社会认知和元认知缺陷以及相关调节过程可能会相互作用,导致作为精神病发病机制基础的经验和信念的改变(图1-6)。

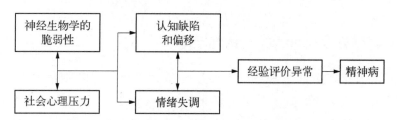

图1-6 认知缺陷、情绪失调和精神病之间错综复杂的关系

1.6 认知功能的评估

1.6.1 非社会认知评估

近年来,美国国家精神卫生研究所(National Institute of Mental Health,NIMH)开发了一套认知测试,名为"改善精神分裂症认知的测量和治疗研究(MATRICS)"成套测试。MATRICS共识认知成套测试(MCCB)是临床试验研究认知评估的现场标准,并使用10项测试评估了7个认知功能领域(表1-1)。该测试易于实施,具有高可信度,平均用时一个多小时完成。然而,在

资源有限的社区环境中,使用具有相似信度和效度的小型测验可能更实用。例如,简明精神分裂症认知评估测验(BACS)[28]。BACS 大约需要 35 分钟。MCCB 和 BACS 都有可交替的版本,以便用于最小化练习效应。其他可利用纸笔和计算机进行的成套测试,包括可重复的成套神经心理状态测验(RBANS)[29]、剑桥心理自动化成套测试(CANTAB)[30],以及 CogState 成套测试[31]。成套测试计算机化虽然目前尚未广泛使用,但可以最大限度地减少人为错误和进行可靠的多点实施。

表 1 - 1　在研究和临床环境中使用的神经认知测试

测试	处理速度	工作记忆	言语学习记忆	视觉空间学习记忆	注意力	推理问题解决	语言	言语流畅性	抽象思维	社会认知	所需时间(分钟)
认知成套测试											
MATRICS	×	×	×	×	×	×				×	60
BACS	×	×				×		×			35
CANTAB	×	×	×	×	×	×				×	60
COGSTATE	×	×								×	35
RBANS	×	×		×			×				25～45
蒙特利尔认知评估量表(MoCA)		×	×	×			×	×		×	10
Penn 计算机化神经认知成套测验(Penn CNB)		×	×	×	×	×	×			×	60
以访谈为基础的测试											
SCoRS	×	×	×	×	×	×					35
CGI-CogS	×	×	×	×	×	×				×	30
执行功能简要评估清单(BRIEF)		×				×					10～15
CAI	×	×			×	×				×	20

　　注　MATRICS 改善精神分裂症认知测量和治疗研究;BACS 简易精神分裂症认知能力评估;CANTAB 剑桥神经心理学测验自主成套测试;RBANS 可重复神经心理状态评估成套测试;MoCA 蒙特利尔认知评估;Penn CNBPenn 神经认知计算机成套测试;SCoRS 精神分裂症认知评定量表;CGI-CogS 精神分裂症临床总体印象;BRIEF 执行功能简要评估清单;CAI 认知评估访谈

如上所述,虽然使用神经心理成套测试进行客观的认知测试是标准化实践,但是基于访谈的方法进行认知的主观评估在临床实践中也是有用的。其中一种测量方法是精神分裂症认知评定量表(SCoRS),包括 20 个等级、14 个项目,涵盖全部 7 项 MCCB 领域,在患者和报告者中实施。这一测试的得分与客观的认知测量和真实世界的功能有很好的相关性[32]。其他基于访谈的认知评估方法包括认知评估访谈量表(CAI)和精神分裂症临床总体印象量表(CGI-CogS)。虽然这些评估工具容易操作和实用,但它们的效度,即它们与认知功能的客观测量之间的关系仍在研究中。

1.6.2 社会认知评估

目前,有以下几种评估社会认知的方法(表 1 - 2)。一个常见的测试是Penn 情绪识别测试,它涉及识别图片中的情绪[33]。另外,梅耶-沙洛维-库索情商测试(Mayer-Salovey-Caruso emotional intelligence test,MSCEIT)是一种情绪处理和管理的测量方法,作为一个客观的测量方法,现在已经成为精神分裂症 MATRICS 成套测试的一部分。有几种测试被用来测量心智理论。其中一个测试是社会推理意识测试(TASIT),该测试评估的是成年人之间互动录像中描述的心智活动过程,如对他人意图进行推理,发现善意的谎言和讽刺[34]。社会线索识别测试是一种常用的文本评价测试[35],其包括观看两三个人在情绪低落或高涨的情况下互动的录像,回答关于这些互动中所显示的社交线索的真假问题。

表 1 - 2　社会认知领域和代表性测试

领　域	测　试
情绪处理	Penn 计算机化神经认知成套测验——情绪认知测试 社会推理意识测试(第一部分) MSCEIT
归因偏见	归因方式问卷
心智理论	社会推理意识测试(第二、第三部分) 错误信念内容 暗示任务 眼神中读心测验
社会感知	社会线索识别测验
社会常识	情境特征识别测试

1.6.3 元认知能力评估

元认知能力很难测量,因为这些评估涉及思维的复杂性,而不是具体的准确性。叙事性访谈中的元认知能力可以通过元认知评估量表进行评估[36]。自知力可以通过一些量表进行衡量,如评估精神障碍中无意识的量表(SUMD)[37]和贝克认知自知力量表(BCIS)[38]。

1.6.4 功能结局评估

虽然认知功能评估在确定认知增强方法的有效性方面很重要,但也有必要检查这些变化对现实世界功能结局的影响。功能的关键方面包括:① 在工作、学校和独立生活等方面的角色作用;② 用主观幸福感和满意度来衡量生活质量;③ 在角色扮演或模拟任务中,将社会能力或技能作为指标的功能性能力;④ 通过有偿或竞争性的工作来衡量康复成功。

Patterson 等开发的 UCSD 操作技能评估(UPSA)是一种广泛使用、基于表现的功能能力测量方法。其简易形式即 UPSA‐B。两种方法在临床试验研究中均被证明是可行和有效的[39]。近年来,利用虚拟现实技术开发了功能结局评估工具,如虚拟现实功能能力评估(VRFCAT);评估生活质量的工具,如 WHOQOL 简易评估[40]。

1.6.5 基于神经科学的方法

近年来,人们已经认识到,有必要开发基于认知神经科学构建的测试些测试可能具有更好的神经效度,并可用于实验动物模型。认知神经和善精神分裂症认知的研究(CNTRICS)成套测试正是出于这一需要的[41]。CNTRICS 成套测试尚未在临床试验环境中进行测试,其心性仍有待确定。

1.7 精神分裂症认知缺陷的神经机制

随着测量技术和神经成像技术的进步,使得应用新方法信息处理过程成为可能,也因此令非社会认知和社会认知得越来越清晰。这一领域的文献非常丰富,但它超出了此,本章并不对这一领域的大量文献进行详细描述。

注意力的神经回路(图 1 - 7)是复杂的,包括 3 个网络:警觉性(保持意识)、方向性(专注于来自感官输入的新信息)以及注意力控制系统。觉醒和警觉的整体过程是由自下而上的神经回路活动介导的,这些神经回路包括上行网状激活系统和丘脑。注意力的第二个方面——定向反应,也称为定向反射,涉及机体对环境变化的即时反应。定向反应与背侧和腹侧大脑区域的激活有关,包括前额皮质和顶叶皮质、海马和前扣带。注意控制系统包括广泛的大脑区域,包括前扣带区、背外侧前额皮质和后顶皮质,分别形成前后注意系统。

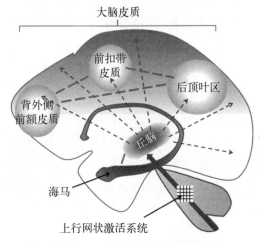

图 1 - 7 涉及注意力的脑区

注 阴影区域(上行网状激活系统、丘脑和丘脑-皮质投射)对于自下而上的警惕性和总体警觉性非常重要,而蓝色区域则代表了自上而下控制注意力过程的关键前后节点。

工作记忆(图 1 - 8)的神经基础已在病变案例和神经影像学研究中得到极大的阐述。大量的文献表明,前额皮质,尤其是背外侧前额皮质(DLPFC),对工作记忆很重要,就像在精神画板上涂鸦一样。Goldman-Rakic 等[42]已经证明,工作记忆的维持是由含有神经元谷氨酸的周期性兴奋介导的,并由多巴胺和 γ-氨基丁酸(GABA)神经元调节;这些神经元的持续激活可以在没有外部输入的情况下维持心理表征。有证据表明,左额皮质参与言语工作记忆的维持,而右额皮质参与空间工作记忆。工作记忆并不局限于额叶皮质;大量的大脑皮质区域也参与其中。前扣带回参与选择性注意。因此,在执行 Stroop 测试时,前扣带皮质的活动增强[43]。

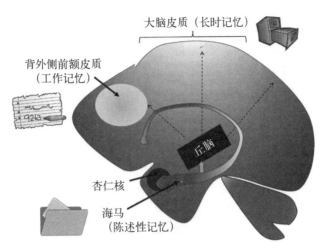

图 1‑8　涉及记忆的脑区

注　海马调节短期的陈述性记忆(如桌面文件)。背外侧前额皮质是工作记忆的关键节点(就像一个大脑的记事板)。杏仁核与记忆的情感编码有关。长期记忆的巩固(就像在一个文件柜里)经由记忆从海马区转移到大脑皮质的几个区域完成。

　　海马体是位于内侧颞叶的海马状结构,负责记忆的暂时储存(就像你办公桌上的马尼拉纸文件夹),即你可以很容易获得并明确回忆(陈述性记忆)。这种记忆的巩固是通过将长期记忆从海马体转移到大脑皮质的大片区域(如文件柜)来实现的[44]。由于像海马体这样的大脑区域在生命的最初几年成熟,这种形式的记忆通常出现在生命的前 2 年之后。内隐记忆从出生起就存在,可能涉及几个大脑回路,包括基底神经节、边缘系统和感知皮质区域。海马体也会对杏仁核的情绪环境进行编码。因此,杏仁核在重要的情感记忆中起着"时间戳"的作用(想想你对 2001 年 9 月 11 日所做的事情记得有多清楚,尽管你可能不太容易回忆起 2011 年 9 月 11 日所做的事情)。

　　几个大脑回路连接着额叶执行回路和在系统发育上更古老的大脑内侧颞叶和顶叶区域,现在已知这些区域支持着今天研究的许多社会认知能力(图 1‑9)。与神经生物学相关的较早、较深入的社会认知研究涉及情绪评价[45]。在脑功能成像过程中,大脑的边缘结构几乎与每一项个体化情感任务有关。杏仁核可能是被研究最多的涉及情绪处理[46]、情绪感知和情绪调节[47]的大脑区域。梭状回是一种细长的内侧颞叶结构,通常在处理面部识别和情绪处理时被激活[48]。目前的模型表明,感觉系统将情感数据同时导向边缘和前额叶回路,当杏仁核和其他边缘脑结构变得活跃时,大脑的前额叶区域(如背外侧、内侧、前扣带回和眶额前额皮质)会调节这些边缘脑区的活动,以减少兴奋,并解释情感体验(有时被认为是重新评价)[49]。观点采择涉及之前讨论过的心智理论,是由包括颞顶交界处在内的几个大脑区域的活动调节的[50]。颞上沟参与社会知觉[51],脑岛则是参与共情过程的几个大脑区域之一[52]。

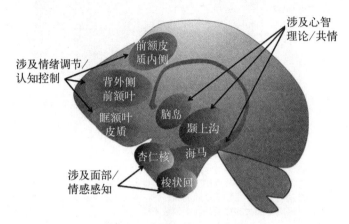

图1‑9　涉及社会认知的脑区

神经影像学研究已明确提示精神分裂症患者上述所有神经回路均存在异常。注意力和执行功能受损与前额叶、扣带、下顶叶和颞叶上皮质结构和功能完整性改变有关,这些统称为异态联合皮质[53]。精神分裂症患者的语言和思维障碍与颞上皮质、颞面结构和功能的紊乱有关[54]。陈述性记忆缺陷被归因于海马体积的缩小[55]。认知控制障碍与前扣带回的异常功能有关[56]。精神分裂症患者的大脑结构和功能发生了广泛变化。这些变化与社会认知功能有关,如情绪处理、共情能力和观点采择[57]。许多观察到的改变似乎出现在疾病的发病前阶段。这是通过对家族高危亲属的研究得到的证据[58]。大范围的灰质改变似乎发生在临床高危个体[59]的青春期以及疾病早期[60]。这些观察都强调了在精神障碍的早期过程中,针对认知和大脑变化使用基于神经可塑性的认知干预的重要性,这将在下面几个章节中讨论。

1.8　总结

- 认知损害是精神分裂症的核心部分。它们在该疾病中非常普遍,主要出现在疾病早期,在整个疾病过程中持续存在,并能预测功能结局。

- 精神分裂症的认知缺陷是普遍存在的,可见于多个认知领域,包括处理速度、记忆(工作记忆、视觉和语言学习和记忆)、推理和得体(社会认知)。

- 在认知增强干预前、中、后有许多客观方法可用来评估认知功能和真实世界的结局。

- 人们对社会认知和非社会认知背后的大脑机制有了越来越深入的了解,提示受影响区域存在一个分布式网络。

(李志行、王继军,译)

参考文献

［1］ Hemsley D. What have cognitive deficits to do with schizophrenic symptoms ［J］. Br J Psychiatry, 1977, 130: 167－173.

［2］ McGhie A, Chapman J. Disorders of attention and perception in early schizophrenia ［J］. Br J Med Psychol, 1961, 34: 103－116.

［3］ Heinrichs R W, Zakzanis K K. Neurocognitive deficit in schizophrenia: a quantitative review of the evidence ［J］. Neuropsychol, 1998, 12(3): 426－445.

［4］ Mesholam-Gately R I, Giuliano A J, Goff K P, et al. Neurocognition in first-episode schizophrenia: a meta-analytic review ［J］. Neuropsychol, 2009, 23(3): 315－336.

［5］ Keefe R S, Eesley C E, Poe M P. Defining a cognitive function decrement in schizophrenia ［J］. Biol Psychiatry, 2005, 57(6): 688－691.

［6］ Hill S K, Reilly J L, Keefe R S, et al. Neuropsychological impairments in schizophrenia and psychotic bipolar disorder: findings from the Bipolar- Schizophrenia Network on Intermediate Phenotypes (B-SNIP) study ［J］. Am J Psychiatry, 2013, 170(11): 1275－1284.

［7］ Keshavan M, Kulkarni S, Bhojraj T, et al. Premorbid cognitive deficits in young relatives of schizophrenia patients ［J］. Front Hum Neurosci, 2010, 3: 62.

［8］ Liu C H, Keshavan M S, Tronick E, et al. Perinatal risks and childhood premorbid indicators of later psychosis: next steps for early psychosocial interventions［J］. Schizophr Bull, 2015, 41(4): 801－816.

［9］ Goldberg T E, Ragland J D, Torrey E F, et al. Neuropsychological assessment of monozygotic twins discordant for schizophrenia ［J］. Arch Gen Psychiatry, 1990, 47(11): 1066－1072.

［10］ Woodberry K A, Giuliano A J, Seidman, L. J. Premorbid IQ in schizophrenia: a meta-analytic review ［J］. Am J Psychiatry, 2008, 165(5): 579－587.

［11］ Seidman L J, Giuliano A J, Meyer E C, et al. Neuropsychology of the prodrome to psychosis in the NAPLS consortium: relationship to family history and conversion to psychosis ［J］. Arch Gen Psychiatry, 67(6): 578－588.

［12］ Green M F. Neurocognitive deficits and functional outcome in schizophrenia: are we measuring the "right stuff" ［J］. Schizophr Bull, 2000, 26(1): 119－136.

［13］ Fett A K, Viechtbauer W, Dominguez M D, et al. The relationship between neurocognition and social cognition with functional outcomes in schizophrenia: a meta-analysis ［J］. Neurosci Biobehav

Rev, 2011, 35(3): 573 – 588.

[14] Bozikas V P, Kosmidis M H, Kioperlidou K, et al. Relationship between psychopathology and cognitive functioning in schizophrenia [J]. Compr Psychiatry, 2004, 45(5): 392 – 400.

[15] Wojtalik J A, Eack S M, Pollock B G, et al. Prefrontal gray matter morphology mediates the association between serum anticholinergicity and cognitive functioning in early course schizophrenia [J]. Psychiatry Res, 2012, 204(2 – 3): 61 – 67.

[16] Gold J M, Hahn B, Strauss G P, et al. Turning it upside down: areas of preserved cognitive function in schizophrenia[J]. Neuropsychol Rev, 2009, 19(3): 294 – 311.

[17] Morrens M, Hulstijn W, Sabbe B. Psychomotor slowing in schizophrenia [J]. Schizophr Bull, 2006, 33(4): 1038 – 1053.

[18] Goldman-Rakic P S. Working memory dysfunction in schizophrenia [J]. J Neuropsychiatry Clin Neurosci, 1994, 6(4): 348 – 357.

[19] Thoma P, Daum I. Working memory and multi-tasking in paranoid schizophrenia with and without comorbid substance use disorder [J]. Addiction, 2008, 103(5): 774 – 786.

[20] Berman K F. Cortical "stress tests" in schizophrenia: regional cerebral blood flow studies [J]. Biol Psychiatry, 1987, 22(11): 1304 – 1326.

[21] Mueser K T, Penn D L, Blanchard J J, et al. Affect recognition in schizophrenia: a synthesis of findings across three studies[J]. Psychiatry, 1997, 60(4): 301 – 308.

[22] Marjoram D, Tansley H, Miller P, et al. A theory of mind investigation into the appreciation of visual jokes in schizophrenia[J]. BMC Psychiatry, 2005, 5: 12.

[23] Flavell J H. Metacognition and cognitive monitoring: a new area of cognitive-developmental inquiry[J]. Am Psychol, 1979, 34(10): 906 – 911.

[24] Koren D, Seidman L J, Goldsmith M, et al. Real-world cognitive -and metacognitive-dysfunction in schizophrenia: a new approach for measuring (and remediating) more "right stuff" [J]. Schizophr Bull, 2006, 32(2): 310 – 326.

[25] Garety P, Joyce E, Jolley S, et al. Neuropsychological functioning and jumping to conclusions in delusions[J]. Schizophr Res, 2013, 150(2): 570 – 574.

[26] Lehrer D S, Lorenz J. Anosognosia in schizophrenia: hidden in plain sight [J]. Innov Clin Neurosci, 2014,11(5 – 6): 10 – 17.

[27] Eack S M, Keshavan M S. Foresight in schizophrenia: a potentially unique and relevant factor to functional disability [J]. Psychiatr Serv, 2008, 59(3): 256 – 260.

[28] Keefe R. The brief assessment of cognition in schizophrenia: reliability, sensitivity, and comparison with a standard neurocognitive battery [J]. Schizophr Res, 2004, 68 (2 – 3): 283 – 297.

[29] Randolph C, Tierney M C, Mohr E, et al. The Repeatable Battery for the Assessment of Neuropsychological Status (RBANS): preliminary clinical validity [J]. J Clin Exp Neuropsychol, 1998, 20(3): 310 – 319.

[30] Sahakian B J, Morris R G, Evenden J L, et al. A comparative study of visuospatial memory and learning in Alzheimer-type dementia and Parkinson's disease [J]. Brain, 1988, 111 (3): 695 – 718.

[31] Pietrzak R H, Olver J, Norman T, et al. A comparison of the CogState schizophrenia battery and the Measurement and Treatment Research to Improve Cognition in Schizophrenia (MATRICS) battery in assessing cognitive impairment in chronic schizophrenia [J]. J Clin Exp Neuropsychol, 2009, 31(7): 848 – 859.

[32] Keefe R S, Poe M, Walker T M, et al. The schizophrenia cognition rating scale: an interview-

based assessment and its relationship to cognition, real-world functioning, and functional capacity [J]. Am J Psychiatry, 2006, 163(3): 426 – 432.

[33] Gur R C, Ragland J D, Moberg P J, et al. Computerized neurocognitive scanning: I. methodology and validation in healthy people [J]. Neuropsychopharmacology, 2001, 25(5): 766 – 776.

[34] McDonald S, Flanagan S, Rollins J, et al. TASIT: A new clinical tool for assessing social perception after traumatic brain injury [J]. J Head Trauma Rehabil, 2003, 18(3): 219 – 238.

[35] Corrigan P W, Green M F. Schizophrenic patients' sensitivity to social cues: the role of abstraction[J]. Am J Psychiatry, 1993, 150(4): 589 – 594.

[36] Lysaker P H, Dimaggio G, Buck K, et al. Metacognition within narratives of schizophrenia: associations with multiple domains of neurocognition[J]. Schizophr Res, 2007, 93(1): 278 – 287.

[37] Amador X F, Strauss D H, Yale S A, et al. Assessment of insight in psychosis [J]. Am J Psychiatry, 1993, 150, 873 – 879.

[38] Peterson D E, Beck S L, Keefe D M. Novel therapies [J]. Semin Oncol Nurs, 2004, 20(1): 53 – 58.

[39] Mausbach B T, Harvey P D, Goldman S R, et al. Development of a brief scale of everyday functioning in persons with serious mental illness [J]. Schizophr Bull, 2007, 33(6): 1364 – 1372.

[40] Whoqol. Development of the World Health Organization WHOQOL-BREF quality of life assessment [J]. Psychol Med, 1998, 28(3): 551 – 558.

[41] Carter C S, Barch D M. Cognitive neuroscience-based approaches to measuring and improving treatment effects on cognition in schizophrenia: the CNTRICS initiative [J]. Schizophr Bull, 2007, 33(5): 1131 – 1137.

[42] Goldman-Rakic P S, Selemon L D. Functional and anatomical aspects of prefrontal pathology in schizophrenia[J]. Schizophr Bull, 1997, 23(3): 437 – 458.

[43] Carter C S, Botvinick M M, Cohen J D. The contribution of the anterior cingulate cortex to executive processes in cognition [J]. Rev Neurosci, 1999, 10(1): 49 – 57.

[44] Squire L R, Zola-Morgan S. The medial temporal lobe memory system [J]. Science, 1991, 253 (5026): 1380.

[45] Phillips M L, Drevets W C, Rauch S L. Neurobiology of emotion perception I: the neural basis of normal emotion

[46] Hamann S B, Ely T D, Hoffman J M, et al. Ecstasy and agony: activation of the human amygdala in positive and negative emotion[J]. Psychol Sci, 2002, 13(2): 135 – 141.

[47] Banks S J, Eddy K T, Angstadt M, et al. Amygdala-frontal connectivity during emotion regulation[J]. Soc Cogn Affect Neurosci, 2007, 2(4): 303 – 312.

[48] Kanwisher N, McDermott J, Chun M M. The fusiform face area: a module in human extrastriate cortex specialized for face perception[J]. J Neurosci, 1997, 17(11): 4302 – 4311.

[49] Perlman S B, Pelphrey K A. Developing connections for affective regulation: age-related changes in emotional brain connectivity[J]. J Exp Child Psychol, 2011, 108(3): 607 – 620.

[50] Saxe R, Kanwisher N. People thinking about thinking people. The role of the temporo-parietal junction in "theory of mind" [J]. Neuroimage, 2003, 19(4): 1835 – 1842.

[51] Allison T, Puce A, McCarthy G. Social perception from visual cues: role of the STS region [J]. Trends Cogn Sci, 2000, 4(7): 267 – 278.

[52] de Vignemont F, Singer T. The empathic brain: how, when and why [J]. Trends Cogn Sci, 2006, 10(10): 435 – 441.

[53] Pearlson G D, Petty R G, Ross C A, et al. Schizophrenia: a disease of heteromodal association cortex[J]. Neuropsychopharmacol, 1996, 14(1): 1 – 17.

[54] Shenton M E, Kikinis R, Jolesz F A, et al. Abnormalities of the left temporal lobe and thought disorder in schizophrenia: a quantitative magnetic resonance imaging study [J]. N Engl J Med, 327(9): 604 - 612.

[55] Mathew I, Gardin T M, Tandon N, et al. Medial temporal lobe structures and hippocampal subfields in psychotic disorders: findings from the Bipolar-Schizophrenia Network on Intermediate Phenotypes (B-SNIP) study[J]. JAMA Psychiatry, 2014, 71(7): 769 - 777.

[56] Kerns J G, Cohen J D, MacDonald A W 3rd, et al. Decreased conflict- and error-related activity in the anterior cingulate cortex in subjects with schizophrenia [J]. Am J Psychiatry, 2005, 162(10): 1833 - 1839.

[57] Fujiwara H, Yassin W, Murai T. Neuroimaging studies of social cognition in schizophrenia [J]. Psychiatry Clin Neurosci, 2015, 69(5): 259 - 267.

[58] Thermenos, H, Keshavan M, Juelich R, et al. A review of neuroimaging studies of young relatives of individuals with schizophrenia: a developmental perspective from schizotaxia to schizophrenia [J]. Am J Med Genet B Neuropsychiatr Genet, 2013, 162(7): 604 - 635.

[59] Cannon T D, Chung Y, He G, et al. Progressive reduction in cortical thickness as psychosis develops: a multisite longitudinal neuroimaging study of youth at elevated clinical risk[J]. Biol Psychiatry, 2015, 77(2): 147 - 157.

[60] Thompson P M, Vidal C, Giedd J N, et al. Mapping adolescent brain change reveals dynamic wave of accelerated gray matter loss in very early-onset schizophrenia [J]. Proc Natl Acad Sci U S A, 2001, 98(20): 11650 - 11655.

第 2 章

大脑的自我构建：神经可塑性现象

在本章中，我们将回顾神经系统的基本原理，它是认知增强方法如何实现的基础。可塑性是指大脑根据学习和经验而变化的（塑造或雕刻）的特性（图 2-1）。通过对神经可塑性的理解，对制定认知神经学康复的神经生物学治疗策略很重要。

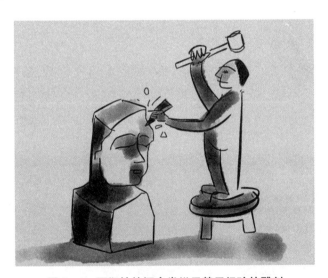

图 2-1　可塑性的概念类似于基于经验的雕刻

2.1　神经可塑性的历史概述

长期以来，人们认为大脑一旦发育成熟将不再改变。拉蒙·卡哈尔（Ramon Cajal）被认为是现代神经科学的奠基人之一，他认为成年人的大脑不可能随着经验而改变。然而，拉蒙·卡哈尔后来改变了自己的观点，认为记忆可能是通过加强现有神经元之间的联系而形成的。美国著名心理学家威廉·詹姆斯(William James)是最早提出在发育过程中大脑可变这一观点的心理学家之一。在他的《心理学原理》一书中写道:"有机物,尤其是神经组织,似乎具有非凡的可塑性。"但这一观点十几年来一直被忽视。1949年,加拿大心理学家唐纳德·赫布(Donald Hebb)提出了一个后来被称为"赫布型学习(Hebbian learning)"的观点,这是一个重要的里程碑。他的观点是,当2个神经元反复或持续同时激活时,1个或2个同时发生某些变化,从而提高神经元活动的效率。这句名言"同时兴奋的神经元连接在一起"成为神经可塑性概念的基石,它指出大脑是如何根据经验来组织和重组的。虽然神经可塑性贯穿个体发育始终,但在某个特定阶段可塑性的能力达到峰值,这就产生了"关键期(critical periods)"这一概念。

2.2 神经可塑性的多种形式

大脑可塑性的定义有多种不同的形式(图2-2)。首先,可塑性可发生于突触、神经元、神经胶质(大脑中的非神经元细胞,发挥支持功能)和神经网络水平。突触可塑性是突触(两个神经元之间的连接点)效能随时间变化的能

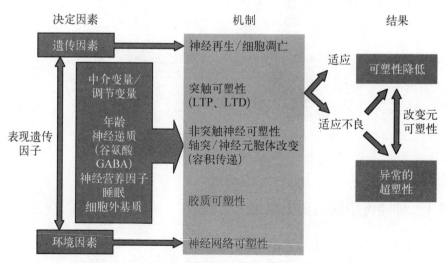

图2-2 神经可塑性的类型(神经可塑性的不同历程)

注 GABA:γ-氨基丁酸;LTP:长时程增强;LTD:长时程抑制。

力,可能是由于传递化学信号的突触电位或受体的改变。突触效能的改变可以是由两个神经元之间的信号传递增强而产生"长时程增强（long-term potentiation，LTP）"，或是两个神经元之间的信号传递减弱而产生"长时程抑制（long-term depression，LTD）"（图 2 - 3）。相比之下,非突触可塑性是神经元固有兴奋性的一种修饰,它是通过改变细胞体、轴突和树突等结构来介导的。这可能是在突触之外发生的神经元传播（如细胞外扩散过程）,神经递质以体积传递方式、神经胶质改变甚至是血管改变而发生。新神经元的产生（神经发生）及其程序性死亡（也称为细胞凋亡）,也可能有助于大脑的可塑性。

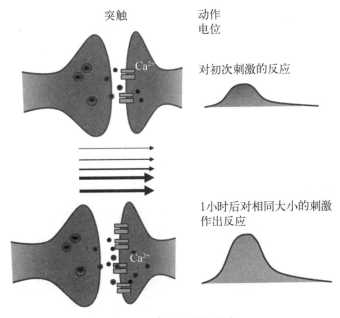

突触

动作
电位

Ca^{2+}

对初次刺激的反应

1小时后对相同大小的刺激
作出反应

Ca^{2+}

图 2 - 3　长时程增强现象

2.3　神经可塑性的关键期

环境可在个体整个生命周期中影响大脑功能。在发育早期的关键时期可塑性达到最大（图 2 - 4）。对视觉皮质关键期的研究表明,特定 γ-氨基丁酸（gamma aminobutyric acid，GABA）回路的成熟可能决定某些关键期的开始。关键期开始时间和持续时间可通过对这些环路和类似环路进行药理学干预来加以调节。对这些机制的理解可能会揭示神经可塑性相关疾病的病因，如精神分裂症，从而发掘其潜在的新型治疗策略。

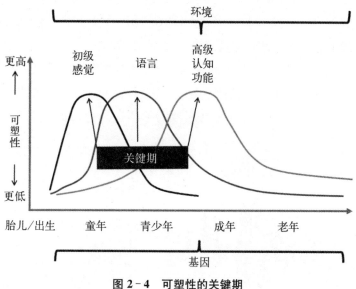

图 2-4　可塑性的关键期

　　神经可塑性可能发生在两种（不是相互排斥的）发育环境中。在发育早期，无论机体对刺激的注意程度如何，经验及其产生的神经元活动都会影响神经元反应的属性。这个过程被称为经验-预期型神经可塑性。例如，健康的婴儿需要预期的视觉输入来发展视觉系统，而先天性白内障未矫正的婴儿如果没有接受这种视觉输入，就会发展成永久性失明。这种可塑性通常发生在一个局限的时间窗内，即早期的"关键期"。在这些关键期，发育中的大脑若出现损伤或发育不良就可能会产生持久的行为后果。相比之下，经验-依赖神经可塑性发生在个体的整个发育过程中。这个过程涉及与经验相关的神经元活动的变化，从而导致持续的神经表象。显然，经验-依赖神经可塑性对认知修复治疗发挥着至关重要的有益作用。

2.4　神经网络的不断修饰

　　作为神经科学发展的一个里程碑，Michael Merzenich 等人在 20 世纪 80 年代揭示了大脑皮质可以根据经验进行修整。经验的内外影响都在大脑皮质图谱中逐一体现，如手的功能定位与面部、躯干等的功能定位相邻，这被称为"脑内小矮人（Homunculus）"。1998 年，Buonomano 和 Merzenich 在猴子实验中发现，切断传入神经如正中神经，大脑皮质会发生改变。这不足为奇，因为相关的脑皮质不再对正中神经所支配手指的刺激做出反应。然而有趣的是，大脑的这一区域开始对相邻手指的刺激做出反应，这表明功能区的扩展。这种功能或网络可塑性是整个神经系统的一个普遍原则。

还有一些证据支持神经网络可塑性的概念。对音乐家的脑磁图研究表明，代表手指的皮质区域在受到刺激时显示出较大的激活区域。有趣的是，训练时间长短与激活的程度相关。具有多年驾驶经验的伦敦出租车司机的海马体积相比对照者更大。综上所述，在人类的整个生命历程中，功能可塑性持续而显著存在，这对认知增强具有重要意义。虽然这种可塑性机制仍有待进一步阐明，但它们显然涉及并参与大脑回路中突触效能的长期经验-依赖性变化。

2.5　可塑性的双向性

大脑可以以适应性或适应不良的方式重塑。异常的可塑性可能对神经活动产生深远影响，并可能在病理条件下触发。幻肢感觉就是一个典型的例子。肢体截肢后，许多人在刺激身体的其他部位（如面部受到刺激）时，会重新体验到患肢的感觉。过度增强的可塑性与成瘾、创伤后应激障碍、抑郁症、阿尔茨海默病和亨廷顿病有关。

精神分裂症的主要特征也可能与可塑性降低或可塑性病理性增强有关。例如，这种疾病的核心症状——认知缺陷，被认为与学习障碍、可塑性降低及皮质厚度降低有关[1]，而精神病症状被认为与海马神经元过度的"失控"活动有关[2]。如何理解神经元功能的增强和减弱与可塑性的关联？在卒中等神经系统疾病中，某些症状（如瘫痪）被认为是由于大脑某些部位的活动衰竭所致，而其他症状（如反射亢进）则被认为是由于脑皮质中其他脑回路以病理性代偿所致的过度活动。我们提出的发育不良模型，是基于神经学家 Hughlings-Jackson 提出的原始模型的扩展，其中发育不良的大脑回路导致认知缺陷，以及异常的增生反应可能是精神病和情绪失调的机制（图 2-5）[1]。

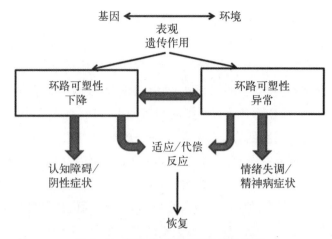

图 2‒5　精神分裂症可塑性异常模型

2.6　后天培养可以通过表观遗传机制塑造先天特征

大脑的可塑性也可能与表观遗传学有关。表观遗传学指的是基因的活动在不改变 DNA 序列的前提下可以通过环境影响而发生变化。换言之,基因型指的是我们与生俱来的指导手册,表观遗传学指的是我们根据环境的输入而打开手册哪一页的问题。这种表观遗传过程的机制逐渐清晰,其包括 DNA 甲基化(将甲基添加到形成 DNA 骨架的核苷酸中)和组蛋白修饰(修饰包裹DNA 的蛋白质),两者都可以在不改变基础 DNA 序列的情况下改变基因功能。此外,非编码 RNA 分子(称为微 RNA)也可以改变基因表达。这些微小RNA 分子可以通过作用于信使 RNA(作为载体携带遗传信息转移至细胞体合成蛋白质)来发挥"沉默"基因的功能。

在一系列具有里程碑意义的实验中,麦吉尔大学的 Michael 于 2001 年发现,在发育的关键时期,缺乏母育(处理组)的幼鼠对压力的敏感程度要高于那些拥有母育的幼鼠[3]。缺乏母育的幼鼠容易成长为害怕过大压力的神经质大鼠。更有趣的是,在它们哺育下一代的过程中,自身也会成为缺乏母育的母亲。这正是先天可塑性可以遗传的典型例子。Michael 及其同事的研究进一步表明,在这些大鼠的发育早期换成由具有母育能力的母鼠来抚养,从而可以实现逆转因缺乏母育所造成的有害影响。

为了寻找因应激反应所产生的这些变化会持续一生的原因,Michael 和他的同事们在接受母鼠舔舐的幼鼠体内发现产生皮质类固醇受体基因表达上调的现象。显然，这是一种表观遗传效应，由于甲基化过程使编码皮质类固醇受体基因的基因沉默所致。

2.7　毕生(尤其是在青春期)经验–依赖可塑性变化

大脑的发育贯穿于胎儿至青少年的整个时期。大脑发育的初始步骤包括海马齿状区和脑室周围脑区神经元的产生(神经发生)，随后神经元增殖并迁移到大脑的最终位置(图 2–6)。随着感觉和环境输入的增加，突触增殖并相互连接，在幼儿期达到一个相对成熟的平稳期。然而，这样的发育程度对于大脑的运作是不够高效的。正如我们之前讨论的，重复激活的神经元连接往往会得到强化，而那些低效的连接往往会被消除。突触和轴突的修剪过程始于儿童后期，并持续到青少年后期[4]。同时，连接功能神经元的轴突直径增加，并在周围形成髓鞘(如电线周围的绝缘层)使其信号转导更快、更有效。髓鞘化过程会持续到成年期[5]。

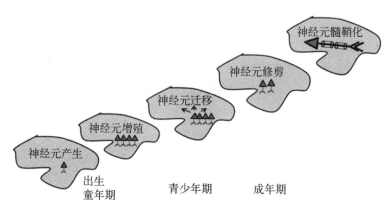

图 2–6　大脑发育的各个时期

显然，青春期是一个突触修剪和髓鞘形成同时进行的时期；不难理解这一时期是认知功能(如执行功能、认知控制和抽象思维)发展的关键期。认知功能成熟的机制可能是通过消除冗余的突触从而提高大脑运行的效率，但其代价是冗余突触的减少导致大脑可塑性降低。由于遗传或环境因素，青春期大脑成熟过程中的异常可能常常会导致在青春期起病的精神分裂症等疾病发生，这将在本章后面提到。

2.8 影响大脑可塑性的因素

尽管大脑在整个生命中持续表现出一定程度的可塑性,但其变化能力在发育早期达到顶峰,并随着年龄的增长逐渐减弱。然而,个体之间在可塑性程度、速度和时间上存在很大差异。遗传和环境因素(包括生活方式)都导致了这种差异形成。

其他一些因素可能会改变大脑的可塑性包括年龄、睡眠、运动、压力、脑刺激技术和药物(如抗抑郁药物)。在啮齿类动物模型中,深部脑刺激、压力、抗抑郁药物和运动已被证明可增加成年动物的神经发生。但关于这一领域的大多数研究都是在动物模型上进行的。目前,正在开发新技术用于人体神经发生的体内可视化。例如,使用代谢生物标志物通过质子磁共振波谱识别神经干细胞。技术的进步有助于直接研究人类神经精神疾病中的神经发生。

睡眠是大脑可塑性的另一重要调节剂。长期以来我们知道程序记忆(如学习乐器)在经过充足的睡眠后可以更好地进行。最近的一项假说认为,在清醒期,大量的感官输入和学习经验会导致突触增强但易导致突触疲劳。而睡眠能使其恢复,有助于重置这种不平衡[6]。非快速眼动(non-rapid eye movement,NREM)期间的一种有趣的振荡类型,称为纺锤波睡眠,被认为在突触变化和睡眠依赖性记忆巩固中起作用。纺锤体振荡诱导长时程增强(LTP)样突触可塑性,促进睡眠依赖性记忆巩固。此外,一项同步脑电图联合功能磁共振(EEG-fMRI)研究表明,在出现纺锤波的第 2 阶段 NREM 睡眠期间,海马结构与新皮质的功能连接最强。

2.9 可塑性的代偿

我们早已知道人类自身有内源机制来克服损伤。借用 Emerson 1841 年的一篇文章中的一句话来解释:"有损必有失,有失必有得⋯⋯代偿无处不在"。1927 年,Adler 认为补偿是生存的关键防御机制。代偿可分为如下几个层次。

2.9.1 行为层面

在行为层面上,为了弥补缺陷,人们可以:① 自愿投入更多的时间和精力进行培训或更努力地工作；② 通过发展新技能或用潜在技能来替代它从而克服缺陷；③ 满足自己的期望和（或）特权；④ 适应环境，根据自己的表现调整任务需求[7]。

2.9.2 神经层面

代偿也发生在神经层面。在突触水平上，代偿可能与树突的变化有关，如增加树突棘的数量和密度。神经回路也可能发生侧枝萌芽和再生，也可能发生神经元的代偿性再分配。虽然这种大脑适应可能有助于克服缺陷，但同时也降低了神经元传递的效率。阐明这种代偿过程所产生的有利与不利结果将是一个重要研究方向。

行为和神经代偿过程并不独立。自发代偿过程是在充分意识到缺陷的情况下发生的，但随着时间的推移，随着神经适应的发生，这些过程可能变得不那么费力，而且更加自动化。有意和自动的过程可以相互补充，可以是同时的，也可以是连续的[8]。

2.10 可塑性的改变

越来越多的证据表明，精神分裂症和自闭症等重性精神疾病的神经可塑性发生了变化。青春期典型精神病性症状发作和认知能力的下降，以及在这种疾病发作前后显著的灰质减少的观察中，产生了相关假说，即精神分裂症可能与青春期前后过度的突触修剪过程有关（图 2 - 7）。这一观点最初由 Irwin Feinberg 提出，随后在该疾病的尸检研究中观察到树突丢失和突触减少，更支持了这一假说的成立。减少突触冗余也可能导致大脑可塑性降低，解释了这些疾病的核心症状，即认知缺陷、阴性症状和功能障碍。

新神经影像学技术发展支持了精神分裂症患者皮质可塑性降低这一现象。该技术包括脑刺激和脑电图（electroencephalography，EEG）。经颅磁刺激（transcranial magnetic stimulation，TMS）已被用来研究精神分裂症患者的大脑皮质可塑性。该方法利用聚焦磁场穿透颅骨，由此产生的电流会使大脑皮质去极化，从而在目标大脑区域诱发动作电位。使用手肌收缩的肌电图（electromyogram，EMG）记录来测量皮质激活（在本例中是运动皮质）的输出。最常见的方法是将重复性脑刺激前后的运动诱发电位（motor evoked

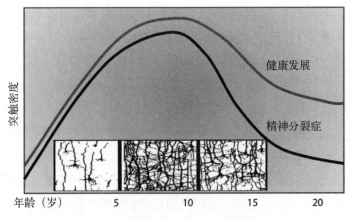

图 2-7　精神分裂症的大脑发育模式

potential，MEP）和运动阈值（motor thresholds，MT）与重复性经颅磁刺激
（repetitive TMS，rTMS）、经颅直流电刺激（transcranial direct current
stimulation，tDCS）进行比较，后者使用直流电来改变静息膜电位。这些技术
使用突触可塑性诱导方案，导致皮质兴奋性改变从而导致长时程增强（long-
term potentiation，LTP）（高频 rTMS 和阳极 tDCS）或长时程抑制（long-term
depression，LTD）（低频 rTMS 和阴极 tDCS）。

　　与健康对照组相比，精神分裂症患者存在 LTD 样可塑性降低，表现为由
低频 rTMS（或者阴极 tDCS）作用在运动前皮质和运动皮质[9-11]时，健康对照
可以预期出现 MEP（振幅降低）和 MT（升高）。但这些预期的现象在患者中变
得不明显。利用特定刺激的可塑性范式，记录到的事件相关电位也被用来量
化枕叶（视觉皮质）和颞叶（听觉皮质）LTP 样可塑性。在这里，重复的高频视
觉和听觉刺激分别用于产生视觉和听觉诱发电位的持久易化。采用这种模
式，研究人员证明精神分裂症患者与健康对照组相比，视觉和听觉诱发电位的
易化作用较小。总的来说，这些发现不仅提供了大脑皮质可塑性（LTD 和
LTP 样的突触可塑性）证据，更重要的是，这些缺陷与诸如学习和记忆等认知
功能损伤有关[12-13]。

　　大脑可塑性降低可能解释精神分裂症的核心认知缺陷，异常的可塑性增
强（或过度活跃）可能是精神病性症状的基础。这一综合病理生理模型（图
2-5）可能用以解释精神病高危人群中伴随的精神病性症状，及相继出现的阴
性症状和认知缺陷。

2.11　人体大脑可塑性的测量

直到最近,只有通过研究体外大脑皮质组织中 LTP 的作用,才为研究大脑的可塑性提供了可能。近年来,利用 rTMS 和脑电图(EEG)对健康人体组织中 LTP 进行了非侵入性研究。研究表明,采用配对联合刺激的 rTMS 可易化健康受试者的运动刺激,但不适用于精神分裂症患者的运动刺激。类似于体外重复电刺激的重复感觉刺激,也可以诱导 LTP 样可塑性。Mears 和 Spencer 2012 年发现,事件相关电位(event related potential,ERP)可用于研究高频(10 Hz)重复听觉刺激后的大脑可塑性。虽然这种刺激在健康受试者中会增强可塑性,但在精神分裂症患者中这些作用受损。同样,2012 年 Cavus 等使用高频视觉刺激(即 9 Hz 左右的闪烁)来增强视觉诱发电位(visual evoked potential,VEP)作为一种测量视觉皮质可塑性的方法。同样,这种增强作用在健康对照组中存在,但在精神分裂症患者中却没有出现。

显然,这些方法学的进步倾向更好的非侵入性方法来测量精神疾病的特定脑区的可塑性,其中许多是神经可塑性疾病。这些措施也将有助于阐明大脑回路的改变,并将疾病的影响从药物和心理社会治疗中区分出来。最后,当与认知修复方法结合使用时,可以以非侵入性的方式增强神经可塑性。

2.12　基于神经可塑性的干预前景

精神分裂症患者及精神病高危人群中可塑性的下降或病理性的增强,这一发现激发了新的治疗和预防性的治疗策略。我们在此提供一些新兴方法(见第 7 章)。

认知训练或认知增强是一种不断发展的干预形式。它使我们能够有目的地利用与治疗性学习有关的神经可塑性过程,从而实现精神分裂症认知缺陷的治疗目标。最近的一项荟萃分析表明,认知训练可以使认知和社会职业功能适度提高,平均效应值分别为 0.45 分和 0.42 分[14]。此外,其中一些干预措施的益处可能会持续到停止治疗之后[15]。

神经影像学研究已探讨了认知训练后潜在的神经可塑性变化。与非特异性支持疗法相比,接受认知训练的患者在经过 2 年的认知增强治疗后,左海马旁回和梭状回的灰质丢失较少,左杏仁核的灰质增加较多(图 2 - 8)[15]。有趣的是,基线较厚的脑皮质(即较高的皮质"储备")改善得更快[16]。基于计算机的认知训练已证明可以使在现实-监测任务态的前额区域[17]、情绪任务态的中枢后回[18]、注意/执行任务态的前额叶背外侧皮质、扣带回前皮质和额叶皮质上述区域激活正常化[19]。此外,精神分裂症患者接受听觉辨别和语言记忆的特殊训练,而非广泛使用的认知训练,使用脑磁图测量结果显示其异常降低的感觉门控正常化[20]。弥散张量成像(DTI)研究提供了额外的证据,显示在接受认知疗法的患者中通过胼胝体相连的双侧前额皮质连接是正常的。虽然认知训练已经证实结构和功能皮质可塑性的变化,但一项研究也显示了血清BDNF水平的增加。

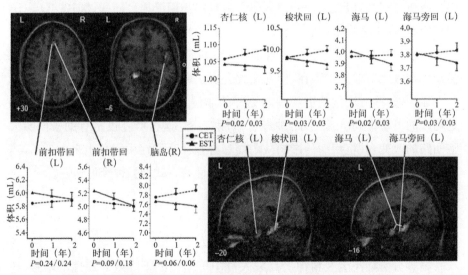

图 2-8　CET 后精神分裂症患者特定脑区灰质厚度的 MRI 数据[15]

2.13　结论

了解神经可塑性现象对于理解精神分裂症的核心表现(阳性症状、阴性症状和认知症状)以及认知增强方法的机制至关重要。在精神分裂症患者和精神病高危人群中,在涉及与认知功能和目标导向行为相关的关键脑区神经可塑性降低,在涉及调节情绪及感知世界相关的神经系统中神经可塑性的病理性增强。预防性和治疗性药物干预、神经调节和心理社会认知增强干预,可能有助于逆转可塑性缺陷,并在更适应的通路中促进代偿性神经可塑性。随着对可塑性机制认识的不断加深,可能会提出用于临床前疾病检测的新方法、更好的生物标志物以指导治疗选择和新的治疗靶点。然而,仍存在一些问题可作为未来的研究方向。我们仍然不知道什么样的可塑性改变可以导致精神分裂症,以及它们是否是原发性改变还是继发于其他病理生理过程。这些机制背后的基因-环境相互作用需要加以阐明。我们仍然需要知道可塑性能力的差异是否能预测不同的结局轨迹,需要确定在治疗和预防方面非侵入性地利用可塑性的最佳方法,包括药理学和社会心理学。

2.14　总结

- 大脑具有随经验而变化的能力,这种现象被称为神经可塑性。
- 虽然大脑可塑性贯穿个体发育始终,但在某些特定时期,它的效能达到峰值,这就是所谓的关键期。
- 可塑性可以以适应或适应不良的方式发挥作用。可塑性的增加和减少都会导致情绪和行为上的障碍,包括认知障碍。
- 精神分裂症等许多精神疾病可能与大脑可塑性的改变有关。在精神分裂症中,由于突触和其他神经元素的过度丢失或发育受损,可塑性可能会降低。
- 基于大脑的可塑性,可以通过认知干预,以及药理学和脑刺激方法实现治疗目的。

（陶凤芝、王继军,译）

参考文献

[1] Keshavan M S, Mehta U M, Padmanabhan J L, et al. Dysplasticity, metaplasticity, and schizophrenia: implications for risk, illness, and novel interventions [J]. Dev Psychopathol, 2015,27(2): 615 - 635.

[2] Tamminga C A, Stan A D, Wagner A D, et al. The hippocampal formation in schizophrenia [J]. Am J Psychiatry, 2010,167(10): 1178 - 1193.

[3] Meaney M J. Maternal care, gene expression, and the transmission of individual differences in stress reactivity across generations [J]. Annu Rev Neurosci, 2001,24(1): 1161 - 1192.

[4] Huttenlocher P R. Synaptic density in human frontal cortex-developmental changes and effects of aging [J]. Brain Res, 1979,163(2): 195 - 205.

[5] Keshavan M S, Eack S M, Prasad K M, et al. Longitudinal functional brain imaging study in

early course schizophrenia before and after cognitive enhancement therapy [J]. Neuroimage, 2017,151: 55 - 64.

[6] Tononi G, Cirelli C. Sleep and the price of plasticity: from synaptic and cellular homeostasis to memory consolidation and integration [J]. Neuron, 2014,81(1): 12 - 34.

[7] Dixon R A, Bäckman L. The concept of compensation in cognitive aging: the case of prose processing in adulthood J]. Int J Aging Hum Dev, 1992 - 1993,36(3): 199 - 217.

[8] Oberman L, Pascual-Leone A. Changes in plasticity across the lifespan: cause of disease and target for intervention [J]. Prog Brain Res, 2013,207: 91 - 120.

[9] Oxley T, Fitzgerald P B, Brown T L, et al. Repetitive transcranial magnetic stimulation reveals abnormal plastic response to premotor cortex stimulation in schizophrenia [J]. Biol Psychiatry, 2004, 56(9): 628 - 633.

[10] Fitzgerald P B, Brown T L, Marston N A, et al. Reduced plastic brain responses in schizophrenia: a transcranial magnetic stimulation study [J]. Schizophr Res, 2004, 71(1): 17 - 26.

[11] Hasan A, Nitsche M A, Herrmann M, et al. Impaired long-term depression in schizophrenia: a cathodal tDCS pilot study[J]. Brain Stimul, 2012,5(4): 475 - 483.

[12] Frantseva M V, Fitzgerald P B, Chen R., et al. Evidence for impaired long-term potentiation in schizophrenia and its relationship to motor skill learning [J]. Cereb Cortex, 2008, 18(5): 990 - 996.

[13] Wamsley E J, Tucker M A, Shinn A K., et al. Reduced sleep spindles and spindle coherence in schizophrenia: mechanisms of impaired memory consolidation [J]. Biol Psychiatry, 2012,71(2): 154 - 161.

[14] Wykes T, Huddy V, Cellard C, et al. A meta-analysis of cognitive remediation for schizophrenia: methodology and effect sizes [J]. Am J Psychiatry, 2011,168(5): 472 - 485.

[15] Eack S M, Hogarty G E, Cho R Y, et al. Neuroprotective effects of cognitive enhancement therapy against gray matter loss in early schizophrenia: results from a 2-year randomized controlled trial [J]. Arch Gen Psychiatry, 2010,67(7): 674 - 682.

[16] Keshavan M S, Eack S M, Wojtalik J A, et al. A broad cortical reserve accelerates response to cognitive enhancement therapy in early course schizophrenia [J]. Schizophr Res, 2011,130(1 - 3): 123 - 129.

[17] Subramaniam K, Luks T L, Fisher M, et al. Computerized cognitive training restores neural activity within the reality monitoring network in schizophrenia [J]. Neuron, 2012, 73(4): 842 - 853.

[18] Hooker C I, Bruce L, Fisher M, et al. Neural activity during emotion recognition after combined cognitive plus social cognitive training in schizophrenia [J]. Schizophr Res, 2012,139(1 - 3): 53 - 59.

[19] Haut K M, Lim K O, MacDonald A, et al. Prefrontal cortical changes following cognitive training in patients with chronic schizophrenia: effects of practice, generalization, and specificity [J]. Neuropsychopharmacology, 2010,35(9): 1850 - 1859.

[20] Popov T, Jordanov T, Rockstroh B, et al. Specific cognitive training normalizes auditory sensory gating in schizophrenia: a randomized trial [J]. Biol Psychiatry, 2011,69(5): 465 - 471.

第 3 章

认知增强历史概述与准则

在本章中,我们对精神疾病认知增强疗法进行历史概述,重点介绍精神分裂症及其相关障碍。我们将回顾认知增强的基本方法、神经学目标及原理。随后将讨论患者层面和治疗环境层面上认知增强方法获得成功的因素。

3.1 历史概述

临床上对"大脑修复(brain remediation)"的兴趣可以追溯到第一次世界大战时期,当时研究出了治疗因战争患有脑损伤的士兵的方法。对精神分裂症认知障碍的认识可以追溯到 20 世纪初,Kraepelin 把早发性痴呆(dementia praecox)描述为一种疾病,其主要表现是认知能力下降。然而,认知缺陷的治疗推迟了几十年,这至少可以追溯为三个原因。在 20 世纪上半叶,认知障碍的解释更多地归因于对精神障碍更为坚定持有的心理动力学理论。例如,1974 年精神分析学家 Silvano Arieti 提出,精神分裂症患者的僵化思维可能与退化至儿童早期功能水平有关。认知修复工作进展缓慢的第二个原因是悲观主义,这是由于第二次世界大战后对脑损伤进行的初步认知治疗研究失败所致。最后,这一领域乐观的治疗有赖于 20 世纪 60 年代开始的基础科学发现,它推动了认知治疗的理论驱动设计,强调利用神经可塑性,即大脑固有的可改变能力促进或恢复适应性认知和社会情感过程(见第 2 章)。

回溯过去一个世纪以来精神障碍认知增强方法的发展,具有指导意义(图 3-1)。在 20 世纪上半叶,心理动力疗法占主导地位。在精神障碍的发病机制中对社会和人际因素的初步认识导致了主要角色疗法的发展,这是最早的病例管理模式之一[1]。随后,家庭过程对精神分裂症的重要影响导致了 20 世纪 70 年代和 80 年代的家庭心理教育的兴起。

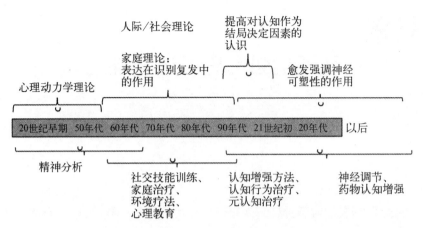

图 3-1　精神分裂症的社会心理因素和认知增强治疗的进展

　　一种直接针对精神分裂症独特方面的心理治疗方法,即个人疗法,在 20 世纪 90 年代被开发出来,以处理精神障碍病程早期的混乱和减少复发(见第 5 章)。然而,这些干预措施对疾病中持续存在的认知症状并不起作用,认知症状因此也被认为是影响康复的关键限制因素。同时,Green 总结了几项证明认知障碍对精神分裂症功能结局的重要预测作用的研究。大约在此时,关于认知增强治疗对创伤性脑损伤基本认知过程有益的新文献鼓舞了人们,认为类似的方法可能对精神分裂症有效。社会认知在这一时期成为人们关注的焦点;1980 年,Brenner 等将基础认知训练与社会认知训练相结合;随后,Hogarty 和 Greenwald 以及 Spaulding 对其进行了改良。Hogarty 等在 20 世纪 90 年代末将这些想法汇总,编写了《认知增强治疗手册》(*Manual for Cognitive Enhancement Therapy*),并对精神分裂症患者进行了干预试验(见第 6 章)。1999 年,Keshavan 等[2]认识到青春期大脑发育过程对社会认知和二次社会化过程出现的重要性。他们强调发育障碍在精神分裂症中所起的作用,它导致了患者认知和社会认知功能的改变。这也促成了对早期精神分裂症患者进行的第二个独立的认知增强治疗研究。与此同时,许多其他小组正在使用各种纸笔、基于小组和基于计算机的方法开发对注意力、工作记忆和执行功能的认知修复干预措施。

3.2　认知增强的定义与方法

　　科学文献中"认知增强(cognitive enhancement)""认知训练(cognitive

training）""认知修复（cognitive remediation）""认知康复（cognitive rehabilitation）"等术语被反复提及。这些术语交替使用且前后不一致。认知修复已被定义为"一种以行为训练为基础的干预，旨在改善认知过程，以实现群体功能的持久性和普遍性"[3]。

　　我们更倾向于使用认知增强这个词，因为它很少被"污名化"，既适用于健康人群，也适用于患病人群，还因为它提供了一系列可能改善认知功能的方法。术语"修复"和"康复"意味着存在缺陷，大多数患者确有这种体验，但这不适用于目标是改进正常范围内但可能低于预期的情况。例如，一些精神分裂症或双相情感障碍患者表现出的认知能力在正常范围内，但远远低于他们自己的潜力。在精神病发作前的精神病高危个体，也可能受益于将认知增强（不一定是补救）作为一种建立认知储备的方法，防止认知和功能下降。重要的是要认识到，我们在这里使用认知增强作为许多不同方法的广义术语（图 3 - 2），它并不等同于认知增强治疗的具体方法。

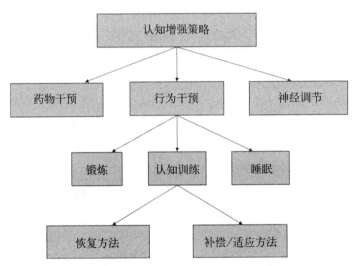

表 3 - 2　认知增强方法的分类（详见 Keshavan 等，2014）[4]

　　认知增强方法不同于认知行为疗法（cognitive behavioral therapy，CBT），后者更关注认知和思维的内容（而不是过程）。然而，这种形式与内容的区别是模糊的，因为元认知策略和图式的内容对认知能力的增强具有重要作用。认知增强也不同于其他形式的广义上的教育和社会干预，如心理教育、社会技能培训、12 步计划、支持小组。如上所述，认知增强通常是嵌入在一个更大的治疗背景下,利用治疗师和参与者的期望,灌输希望和其他重要的心理社会成分。

3.3 认知增强的方法

一般来说,认知增强有三种方法。首先,通过反复的练习和实践(drill-and-practice)来修复(remediation)基本认知过程中的缺陷,无论是基本的感觉加工,还是注意/执行功能,以期将其推广到更高、更复杂的认知功能的恢复[5]。这些方法可以通过计算机程序或纸笔来实现。

第二,基于策略的方法(strategy-based approaches),寻求通过使用一种或多种"自上而下"的认知功能来增强认知功能:① 促进新的、更有效的策略进行记忆(如使用助记符)、注意和信息处理;② 增强元认知策略(见第1章)以促进学习。元认知过程包括:① 对表现的自我监控,这对持续学习至关重要;② 开发一套备用策略,在学习如何在新情况下发挥作用时从中进行选择;③ 参与认知控制以有效分配认知任务的注意资源。无论是基于策略的训练,还是基于练习和实践的训练,都是认知增强的恢复形式,旨在将认知功能恢复到健康或更理想的水平。

第三种方法:认知适应(cognitive adaption),包括通过适应环境来减少对观察到缺陷的功能的需求,从而提高认知能力[6]。这些方法包括在环境中进行修改,如提醒、清单、日历、卫生用品和药盒等,旨在增强对家庭或工作环境的适应功能。这种方法一方面可以改善运作,但恢复认知上的缺陷可能并不是这种方法的优点。另一方面,功能结局本身的改善可能对认知产生积极影响。Twamley等开发的补偿性认知训练(compensatory cognitive training)系统是一种结合了基于策略和环境适应的方法,适用于现实世界的各种情况。对照研究表明,这种干预可以改善认知、心理病理学、功能能力以及生活质量[7]。有证据表明,这种干预可能对低认知表现和能力的患者有帮助。

记住认知康复的三种方法[补偿(compensation)、适应(adaptaion)和补救(remediation)],CAR是三种方法的首字母,也是一种隐喻。想象一下,假设认知的任务是在交通缓慢的情况下准时到达目的地。你可以:① 抄近路,选择另一条路线或其他交通工具,如火车(补偿);② 取消或推迟你的约会,或只是在缓慢的交通中放松和享受音乐(适应);③ 加快速度,或走快车道(补救)。

精神分裂症患者认知受限的核心问题包含信息处理速度慢，解决它可能需要不止一种方法。

3.4 认知增强神经靶向

正如第 1 章所述，认知和情感功能缺陷在精神分裂症及其相关障碍中非常普遍，通常先于症状出现，并可能预测功能结局[8]。如第 1 章所述，支持执行功能、情感调节、动机、诱因突显、自我和他人的表征以及社会知觉相关的神经回路改变，是这些障碍中认知和情感损害的基础。心理社会干预可以潜在地利用这些功能相关的神经系统分布中内在的可塑性过程（见第 2 章），进而改进神经系统运作。神经功能的宏观回路改变可以产生下游效应进而影响微观回路，包括神经递质和神经营养系统[9]。

认知干预可以通过"自下而上"或"前反馈"过程（如知觉和前注意知觉偏差）和（或）"自上而下"或"反馈"过程（如注意、认知控制、元认知评价）发挥作用（图 3 - 3）。精神分裂症的特征是认知受损（cognitive impairments），从感知受损到低效的前额叶运作，包括工作记忆、情景记忆和社会认知（social cognition）（见第 1 章）。感觉编码缺陷可能导致传输的感觉信息的神经表征退化或"嘈杂"，从而加重工作记忆和注意力系统的负担。在情感障碍中，注意、执行功能和处理速度也存在损害，说明额顶叶和边缘系统网络活动的改变

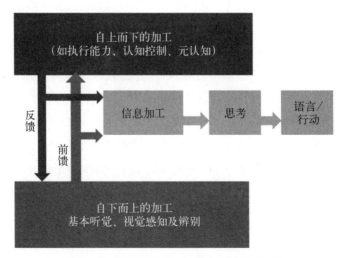

图 3 - 3　自下而上和自上而下的认知加工

与情感失调,以及对负性认知注意的异常偏差有关。神经系统功能障碍既独特,又有交叉的模式提示,认知和社会情感靶向的独特组合可能适用于各种精神障碍的认知训练。前额叶预测和认知控制操作中的低效或偏差,可能代表一系列精神疾病的一个基本或"共同特征",导致特定障碍或者跨诊断的障碍都存在感知、情感和认知方面的受损或偏差。这些过程可能是认知增强方法的有效靶点,不仅作为一种治疗,而且可能作为一种预防或抢占先机的干预。然而,需要记住的是,目前没有任何评估或干预方法针对单一的神经系统对象,一个大脑系统(如注意力)的变化不可避免地影响其他系统(如工作记忆和执行功能)。

3.5 认知增强干预成功的治疗相关原则

在设计干预方法时,必须考虑构成认知增强治疗效果基础的几个关键原则:① 针对性干预(targeted interventions);② 适应性和渐进性(adaptive and progressive);③ 重复和实践(repetition and practice);④ 学习泛化(generalization of learning);⑤ 参与和动机(engagement and motivation);⑥ 个体化干预(tailoring interventions to the individual);⑦ 策略训练(strategy training);⑧ 可扩展性(scalability)(首字母缩写为 TARGETS)。它们源自前面概述的神经可塑性原理,以及教育和康复方面的文献。

3.5.1 针对性干预

如前所述,认知增强方法针对的功能范围很广,包括基本功能(如视觉、听觉感知和注意)和高级功能(如语言和执行功能、元认知策略和社会认知)。一种方法是从简单的、基本的(自下而上)感觉功能开始,逐步构建策略来提出更高的认知功能(自上而下机制);另一种方法是同时针对这两类功能。虽然有证据表明这两种方法都很重要,但目前还不清楚哪种方法更好。在这方面,现有训练项目差别很大,Posit-science(现在称为 brainHQ)采用前一种方法,而Cogpack(见第 5 章)等其他培训项目采用后一种方法。

3.5.2 适应性和渐进性

认知训练的成功可能更有赖于涉及的任务既不过于困难,也不过于容易。

过于困难会导致挫折感,太简单了人们会不太投入。能让学习者自动适应的认知训练活动一般会保持轻微的难度,但不会过于具有挑战性,能增加自我满足感。因此,更有可能成功。当学习是渐进的时候,它会变得更好。所有新的学习都需要先前学习的基础。例如,一个人在学习代数之前需要学习算术,一个人在学习三角法之前需要学习代数。

3.5.3　重复和实践

教师和临床医生普遍认为,提高学习和建立技能的最有效方法是反复练习。重复明显增加了学习信息的保留数量和保留时间(图 3-4)。当我们第一次学习某样东西时,会以指数级的速度忘记,就像我们在遗忘曲线中看到的那样,遗忘曲线最初由德国心理学家赫尔曼·艾宾浩斯(Herman Ebbinghaus)提出。当我们重新学习或复习信息时,所学的信息量再次达到峰值,下次会忘记得更少,或者保留更多。这一现象为重复和练习在一般认知增强和教育中的重要性提供了坚实的基础。然而,研究经常挑战这种传统观念;大量的(或重复的)练习可能会产生熟练的错觉,但并不一定导致掌握或概括。这是因为学习曲线(图 3-4 中的虚线)往往是非线性的,每次练习的回报都在递减,重复几次后达到一个平稳期。

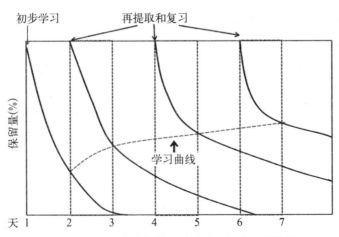

图 3-4　遗忘曲线与学习以及重复和练习的效果

当学习是有效的时候,学习往往更容易"坚持",并且学得更深入。加强学习的一种方法是检索练习,即从记忆中回忆概念或事实,或被问及所学内容。

有证据表明,间隔练习在保留信息素材方面比快速练习更有效。当信息的呈现在时间上是分开的时候,学习要比不断提供连续的信息更有效。这可能与将所学到的材料巩固为长期记忆的需要有关,巩固可能需要几天的时间,还可能涉及复述和检索的过程。这种巩固也可能得益于学习和回忆之间的充足睡眠。

教育上的文献中也有证据表明,交错练习(interleaved practice)可能比集中练习(massed practice)更有效。传统的教学方法是使用"封闭练习(blocked practice)",即每次重复接触一个概念,然后再接触下一个概念(如 AAA、BBB、CCC)。相反,交叉实践涉及不可预测的顺序(如 ABC、CBA、BAC),将所有概念混合在一起或按顺序呈现。例如,在一个星期里交错学习数学、语言和科学,而不是学习一个学期的数学,再一个学期的西班牙语,等等。有几项研究表明,在数学、类别学习和词汇学习中,交叉练习比封闭练习产生更好的学习效果。有人认为,交叉有助于个体更好地辨别容易混淆的概念。

另外两个概念对于理解重复和练习在认知训练中的作用很重要:支架式教学(scaffolding instruction)和无错误学习(errorless learning)。支架式教学源于建筑建造过程中的脚手架,是学习者在其能力范围内进行学习的框架。随着建筑的发展,脚手架被拆除;同样,当个体学习时,支架(像辅助轮)会逐渐消失,这样更多的自主性就会从训练者那里迁移到学习者身上。支架式教学作为一个整体在宏观层面进行治疗,初期的结构量较大,目标是将任务迁移给受训者。在微观层面(如在单次训练内部),单个任务的支架是利用对表现的关键策略进行最初的外部指导。其他学习原则还包括塑造(训练者对准确的表现进行建模)、操作性条件反射(强化准确的表现,忽略不准确的表现)以及帮助表现的视觉或听觉线索的消退。无错误学习是指将错误最小化、成功最大化的策略(如死记硬背学习)。这样,个人就可以利用内隐记忆,而不必依赖外显记忆检索来获得成绩。它能帮助对区分正确和错误的记忆有困难的精神分裂症患者。在这种方法中,认知任务被分解成其组成部分;然后逐步进行培训,从最简单的部分进行充分学习开始。通过不断练习和积极的强化来补充更多的部分。使用这种方法,1996 年 Kern 等发现能显著改善威斯康星卡片分类测试的表现。然而,这种方法是否可以推广用于其他认知领域和社区功能的任务学习(task-learning)目前还没有定论。一些关于无错误学习的概念也是基于这样一个前提:精神分裂症患者无法从他们的错误中吸取教训。这当然缺乏证据支持,而且把患者简单地当成了幼儿。我们一直观察到精神分裂症患者可以并且能从自己的错误中吸取教训。这是一个重要的成长来源，就像许多患有或不患有神经精神疾病的人一样。

3.5.4　学习泛化

认知增强方法成功的一个重要方面是能够将训练任务中的学习推广或迁移到要求相似但不相同的情境中。学习迁移有两种类型：当学习环境与另一种需要实施的环境高度相似时，通过大量实践的学习成功地迁移。这种"近迁移"是许多神经认知训练方法的特征。这些方法显示了在相似任务之间学习的显著域内迁移。相比之下，在认知训练研究中，迁移向没有训练的认知领域或日常生活中的非认知任务的迁移（也称为远距迁移或跨领域迁移）不经常出现。要使这种远距迁移发生，有几个因素似乎很重要：① 注意力和其他认知能力；② 元认知处理；③ 专业领域知识。例如，从一个学习情景的陈述性记忆学习情况（如记忆单词列表）迁移到在真实世界的一个购物中心，需要：① 维持注意力的能力，在购物时不分心；② 对内容进行分类的能力，以更好地记住，如蔬菜、化妆品和乳制品；③ 一般购物知识，如在哪里寻找货架和所需的对象，以及当其中一个找不到的时候如何询问。

认知训练的两个关键要素有助于学习的迁移。首先，泛化需要从长期记忆中检索认知图式（如记忆助记符或组块策略），以得到类似训练任务的解决方案。最初学习的图式范围越广，越有可能把已经学过的知识和新情况联系起来发生迁移。其次，迁移更可能发生在最初的任务学习，是一种更深层、抽象的水平，而不是简单的具体学习。这些潜在的知识迁移能力在精神分裂症患者中可能会受到损害，这既是由于陈述性记忆的缺陷，也是由于这种疾病在对信息特征进行分类和组织执行功能方面有困难（见第 1 章）。

3.5.5　参与和动机

如前所述，动机是认知增强方法中参与和维持努力的关键因素。因此，包含动机增强的项目更有可能从治疗中受益。电脑训练的用户往往喜欢视觉上吸引人的游戏，比如有经历、有愉悦感和有奖励声音的体验。有趣且多样的任务往往也更吸引人。

精神分裂症及其相关疾病患者的动机明显受损。动机可能与外部奖励有关，如金钱或奖品［外在激励（extrinsic motivation）］或与任务本身相关的内在因素[内在激励(intrinsic motivation)]有关。内在激励倾向于导致学习的长期增强,而外在激励的效果更快,虽然持续时间较短。当我们:① 认为自己能够胜任某项任务(自我效能);② 期望体验成功和快乐(期望价值);③ 有能力和自由从事这项任务自主性时,可以提高认知增强环境中的内在激励。

精神分裂症患者有明显的动机障碍,原因有很多,包括阴性症状和持续阳性症状、抑郁和自卑。这是慢性疾病可能造成的代价,以及由于缺乏远见而导致长期规划的困难[10]。因此,这些因素都需要在精神分裂症患者病情稳定的早期得到解决(见第 4 章),以成功获得认知增强效果。

3.5.6　个体化干预

学习的迁移(或泛化)更有可能发生在日常生活中,特别是对个人有意义的活动,以及他(她)的生活状况和目标(学校、工作或人际关系)中发生。制定个性化的治疗计划时,确认个人相关的目标和整合入计算机训练策略将特别有帮助。

精神病患者的认知风格差异很大,这可能会影响他们对认知疗法的反应。Hogarty 等描述了三种认知风格:解体(disorganized)、死板(inflexible)和贫乏(impoverished)的风格(见第 8 章)。这三种类型大致对应于先前精神分裂症异质性研究得出的聚类类型。简言之,贫乏类患者主要特征为阴性症状,解体类患者的特征是思维混乱,现实歪曲(reality distortion)类的特征是妄想和幻觉。有大量文献支持这些聚类中不同的神经心理缺陷:贫乏类患者的特征是缺乏相关图式,必须依靠费力地从存储的社会线索中检索。这些患者倾向于情感平淡、规划受损、行为启动和执行功能受损,进而表明背外侧前额皮质和背侧皮质功能受损,尽管这方面的文献还远未明确。思维方式紊乱患者的特点是抑制功能受损和情感失调。这些患者可能表现出注意力不集中、说话脱轨和不恰当的情绪。症状群可能与眶额、内侧和颞上皮质功能受损有关,在注意力和记忆存储分类方面存在困难。最后,由于认知图式量的局限,死板型或不灵活型患者在对社会情境的应对方面存在缺陷。

这些认知风格是多维的,不易区分;大多数患者可能同时具有不同类型风格的特征,尽管通常以某一风格为主。每个人在开始时都需要仔细评估他(她)的独特风格,治疗策略需要适应这些风格(见第 6 章和第 8 章)。

3.5.7 策略训练

策略训练是帮助患者制定明确规划的策略来解决认知问题,并将其推广到日常生活中的过程。荟萃分析表明,单独的训练和实践可能不如那些除了重复之外还包含策略训练元素的方法有效。前提是,单纯的重复可能只支持对特定任务的改进,但如果患者能够发展出超越重复的策略来提高表现(如使用记忆法、分组块)。这些策略可以在训练中练习,并带到外部世界进行推广。这样,临床医生就能帮助患者在解决问题时更具策略性。通过实施策略训练,患者不仅可以学习如何提高他们在认知训练任务中的表现,还可以为解决认知训练情境之外的挑战性认知和其他生活问题制定可泛化的策略。

3.5.8 可扩展性

认知障碍在许多精神疾病中都可以看到。不同精神病谱系障碍(如精神分裂症、分裂情感障碍、双相障碍伴精神病和重度抑郁伴精神病)之间认知障碍的差异更多的是程度上的而非性质上的[12]。其他神经精神疾病可能在这个或那个认知领域受影响更多,如注意力缺陷障碍中的注意力,以及自闭症谱系障碍中的社会认知。因此,在适当强调特定认知障碍基础上,许多用于精神分裂症的认知增强方法,如认知增强治疗和 SCIT(见第 6 章),可以扩展到其他疾病。

3.6 与认知增强方法成功相关的患者层面因素

表 3-1 列出了与认知增强的良好效果相关的因素,包括与治疗性质相关的因素(剂量、持续时间)、与患者相关的因素以及与治疗环境相关的因素。这些问题也将在第 8 章进一步讨论。

表 3-1 认知增强干预治疗成功的相关因素

治疗相关因素	患者相关因素	治疗环境相关因素
治疗剂量	年龄	治疗联盟
治疗持续时间	精神病理严重程度	就业援助
干预方法	基线认知功能	教育援助
与其他治疗要素的整合	遗传因素、成长心态	住房问题
	基线大脑"储备"	

3.6.1　基线认知功能

有几项研究调查了基线认知功能(baseline cognitive function)是否对认知增强干预的反应具有预测价值。Vita 等 2013 年在一项对 56 名精神分裂症患者的研究中发现,基线认知功能,特别是执行功能和词语记忆,对 6 个月后认知干预的改善具有预测作用。此外,他们还发现,服用较低剂量的抗精神病药物和基线特定症状的稳定性也与较好的认知恢复有关。在最近的一项大型研究中,Lindenmayer 等对 137 名严重精神疾病患者进行了神经认知、人口统计学和精神病理学方面信息对认知改善的预测。他们发现:年龄越小,受教育程度越高,阴性和解体症状越少,对更好的认知改善有预测作用。

虽然在干预前进行一次传统的神经心理测试可能具有中等的预测价值,但通过重复测试来确定训练的变化可能提供关于个体学习潜力的信息,并可能具有额外的预测价值。关于这种可能性的研究相对较少。

3.6.2　疗效的遗传和生物学预测因子

认知功能与精神分裂症的遗传风险显著相关,不同精神疾病的认知障碍程度存在相当大的异质性。基于这些原因,已有研究表明,这种疾病的遗传风险可能预测认知修复治疗的疗效。儿茶酚 - O - 甲基转移酶(catechol-O-methyl transferase,COMT)基因多态性通过调节前额叶多巴胺活动影响精神分裂症患者的认知功能。Bosia 等观察到 *COMT* 基因的 *Met/Met* 等位基因与认知修复的有益反应密切相关。然而,Greenwood 等没有发现这种关联。在一项更大的研究中,Lindenmayer 等对 145 名精神分裂症或分裂型情感障碍患者进行了 COMT 多态性与计算机认知修复治疗疗效关系的研究。他们观察到 *Met/Met* 组和 *Met/Val* 组在前额叶多巴胺代谢活性较低,与语言和视觉学习以及注意力/警觉性方面有较大的改善有关。鉴于大量基因在精神分裂症中的潜在作用,研究多基因对认知修复治疗的作用将是重要的方向。实际上,最近的一项研究表明,多基因风险因素得分越高,有氧运动结合认知修复对精神分裂症患者海马体积结构改变(即体积增加较少)的影响越不明显。显然,由于相对较少的认知功能变化是由遗传因素造成的。因此,需要进行更大规模的研究。

神经生物学因素如基线神经可塑性、脑结构和功能[脑储备(brain

reserve)〕可能潜在地影响认知增强的疗效,我们将在第 8 章进一步讨论。

3.6.3　成长型思维模式

近年来,Dweck 关于成长型思维模式(growth mindset)的研究受到了相当多的关注。它的基础是一个简单的概念。一个人的智力能力不是"固定的",而是在很大程度上受自己的控制。早期实验在纽约市的初中,Dweck 举办了一个工作坊,一半的人被教导智力在很大程度上受自己的控制("成长"思维),另一半被教导他们的聪明才智是与生俱来的("固化"思维)。前者比后者取得了更高的成就。那些以成绩为导向来验证自己能力的人,往往会避免困难的任务,而那些以学习为导向来获得新知识或技能的人,往往会更加努力,并选择越来越多的挑战。在另一项研究中,Dweck 发现,那些因聪明而受到表扬的学生比那些因努力而受到表扬的学生更容易迷失。具有成长心态的儿童甚至可能克服贫困对成就的有害影响。这些研究指出了一条重要的原则:除了天生的能力之外,成长的思维和原则可能是学习成功的基础。

3.6.4　自知力

影响患者认知增强干预治疗疗效的一个重要特征是他们的自知力(insight)水平。有两种自知力:① 临床自知力是指对症状的认识和因果归因,以及对治疗需求的认识;② 认知自知力是指反思自己思维过程的元认知过程〔自我反思(self-reflectiveness)〕和重新评估信念的意愿〔自我肯定(self-certainty)〕。贝克认知自知力量表(Beck cognitive insight scale,BCIS)是测量认知自知力的常用工具。2016 年,Benoit 等对 20 例精神分裂症患者进行了认知修复前认知自知力的预测价值研究。他们发现,认知确信度越低(反映出纠正认知错误的意愿越高),认知能力的提高就越大。虽然这项小型研究的结果需要重复,但考虑到在常规临床设置中易于实施,这项措施可能具有临床价值。

3.7　认知增强方法治疗背景:康复环境的作用

正如前面所讨论的,认知增强方法的成功可能有赖于已有的整体精神康复的框架。因此,简要回顾康复的概念是有益的。认知增强技术增加了功能所需的技能,而康复则提供了所需的支持并创造了机会。

3.7.1　治疗联盟

可能介导认知修复治疗效果的因素之一是治疗联盟(therapeutic alliance)的质量。2012 年,Huddy 等研究了 49 名精神分裂症患者的治疗联盟与治疗效果之间的关系。那些对联盟评价良好的参与者在治疗中停留的时间更长,他们的主诉得到了更好的改善,但记忆表现本身并没有什么不同。这表明治疗联盟在治疗过程中对来访者满意度很重要。然而,在随后的一份报告中,该研究小组报告称,治疗联盟也与功能的改善显著相关。

3.7.2　居住

在 20 世纪 80 年代和 90 年代的传统居住(housing)模式下,严重精神障碍患者需要经常受到监督,最好的办法是一起住在精神卫生系统拥有的公寓内,并被要求参与精神卫生治疗。20 世纪 80 年代初,随着主动式社区治疗(assertive community treatment,ACT)的兴起,越来越多的人离开医院,到社区生活,享受帮助人们学习独立的生活技能和处理危机的 24 小时全天候的综合服务。这些 ACT 项目的成功,以及随之而来的摆脱以往家长式精神病学实践的做法,形成了一套被称为支持性居住(supported housing)的原则。它的方法包括常态化的永久居住,根据客户选择以及个体化和灵活的支持保证其在社区中的隐私和地位。它的“居住优先”模式集成了 ACT 密集型案例管理、共享决策和居住援助。有证据表明,严重精神疾病患者可以在充分的社会心理支持下维持独立的居住。与以往的顾虑相反,没有证据表明这种过程会导致消极后果。

3.7.3　个体化安置与支持

在美国,只有不到 15% 的严重精神疾病患者拥有竞争性工作。因此,精神康复的一个主要目标是为患有严重精神疾病的人增加就业机会。传统的职业康复模式是“培训和安置”,即就业前评估和提供经验准备、过渡性就业和就业前技能培训。

职业康复的重点在 20 世纪 80 年代后期开始改变,根据发育障碍领域的经验,改为“地点和训练”模式,这一概念后来被称为支持就业(supported employment)。循证方法的支持就业注重以下原则：① 为任何寻求就业的人提供服务，无论症状、工作经历或智力水平；② 基于患者的偏好和选择；③ 快速寻找工作；④ 寻求具有竞争力的最低工资或高于最低工资的工作，由雇主支付而不是康复计划监督，有竞争力的薪酬而不是庇护或志愿工作。康复和心理健康治疗相结合，使就业专家与包括病例管理和 ACT 工作人员在内的心理健康团队紧密联系。根据需要还提供个性化的福利咨询。几项务实的临床试验表明，支持就业的方法可以带来更高的就业率、更高的收入、更长时间的工作保留以及更好的工作满意度(Bond 和 Drake，2014)。

3.8　总结

● 随着我们对精神分裂症及其相关疾病的核心认知功能障碍的了解不断加深，认知增强干预在过去一个世纪里逐步发展起来。

● 认知康复包括认知缺陷的恢复、使用策略或修复方法，以及适应性策略，以最大限度地减少对受损功能的需求。这些方法在改善严重精神疾病患者的功能方面都很有价值。

● 认知增强的原则包括有针对性的、适应性的、渐进式的、策略性的和重复的练习、泛化至现实世界功能、参与或激励增强、根据个人的认知风格量身定制，以及在不同诊断中的可扩展性。

● 患者层面的因素，如认知、自知力和大脑"储备"；治疗联盟、康复环境等治疗因素是认知增强方法成功的重要因素。

（杨舒文、张天宏，译）

参考文献

［1］ Hogarty G E, Goldberg S C, Schooler N R, et al. Drug and sociotherapy in the aftercare of schizophrenic patients：III. Adjustment of nonrelapsed patients ［J］. Arch Gen Psychiat, 1974, 31(5)：609 – 618.

［2］ Keshavan M S, Hogarty G E. Brain maturational processes and delayed onset in schizophrenia ［J］. Dev Psychopathol, 1999,11(3)：525 – 543.

［3］ Cella M, Reeder C, Wykes T. Cognitive remediation in schizophrenia — now it is really getting personal ［J］. Current Opinion in Behavioral Sciences, 2015, 4：147 – 151.

［4］ Keshavan M S, Giedd J, Lau J Y F, et al. Changes in the adolescent brain and the pathophysiology of psychotic disorders ［J］. Lancet Psychiat, 2014, 1(7)：549 – 558.

[5] Fisher M，Holland C，Subramaniam K，et al. Neuroplasticity- based cognitive training in schizophrenia：an interim report on the effects 6 months later [J]. Schizophrenia Bull，2009，36(4)：869 - 879.

[6] Velligan D I，Bow-Thomas C C，Huntzinger，C，et al. Randomized controlled trial of the use of compensatory strategies to enhance adaptive functioning in outpatients with schizophrenia [J]. Am J Psychiat，2000，157(8)：1317 - 1323.

[7] Twamley E W，Vella L，Burton C Z，et al. Compensatory cognitive training for psychosis：effects in a randomized controlled trial [J]. J Clin Psychiat，2012，73(9)：1212 - 1219.

[8] Liu C H，Keshavan M S，Tronick E，et al. Perinatal risks and childhood premorbid indicators of later psychosis：next steps for early psychosocial interventions [J]. Schizophrenia Bull，2015，41(4)：801 - 16.

[9] McNab F，Varrone A，Farde L，et al. Changes in cortical dopamine D1 receptor binding associated with cognitive training [J]. Science，2009，323(5915)：800 - 802.

[10] Eack S M，Keshavan M S. Foresight in schizophrenia：a potentially unique and relevant factor to functional disability [J]. Psychiat Serv，2008，59(3)：256 - 260.

[11] Wykes T，Huddy V，Cellard C，et al. A meta-analysis of cognitive remediation for schizophrenia：methodology and effect sizes[J]. Am J Psychiatry，2011,168(5)：472 - 485.

[12] Hill S K，Reilly J L，Keefe R S，et al. Neuropsychological impairments in schizophrenia and psychotic bipolar disorder：findings from the Bipolar- Schizophrenia Network on Intermediate Phenotypes (B-SNIP) study [J]. Am J Psychiat，2013，170(11)：1275 - 1284.

第二部分
认知增强的方法

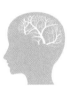

第 4 章

认知增强的准备：患者参与、
稳定和集成

我们过去 20 多年的经验是，认知修复的成功关键取决于精神障碍早期的优质护理。这涉及做出适当的诊断，并制定一个综合的、阶段性的计划来管理症状、功能损害以及疾病易感性。一种个体化的治疗方法需要整合许多慢性精神病循证心理治疗的关键原则。其中包括心理教育、提供心理社会和物质支持、管理压力和解决功能受限[1]。表 4-1 列出了这些关键原则，我们将在下文详细概述这些原则，并向读者介绍 Hogarty 关于个人治疗（personal treatment，PT）的优秀专著，该专著体现了这些关键的疾病相关原则[2]。虽然 Hogarty 将这些理论目标组织成连续的不同阶段，但这些阶段的界限并不明显。干预措施的具体组成部分必须根据每个患者的疾病和恢复阶段，以及治疗中要针对的特定缺陷和（或）领域进行调整。下文简要介绍目前对精神病性障碍本质的理解。随后，我们将讨论提供稳定、认知增强的准备和功能恢复的基本组成部分。

表 4-1　早期精神分裂症心理治疗的基本原理[2]

	初　　级	中　　级	高　　级
心理教育	了解疾病、症状、治疗以及解决这些问题的一般方法	了解自己的疾病诱因（预警信号）和应对策略	了解残疾的本质，以及自己的功能局限性和优势
压力应对	了解压力反应的一般触发因素；使用治疗和药物缓解压力；学习呼吸和放松	意识到引起痛苦的个体化线索，以及适应性和不适应性的反应；避免和解决压力的个体化策略；引导想象	形成解决应对人际和职业环境中压力的策略；批评管理
功能恢复	注重自我照料（营养、卫生），恢复娱乐活动；形成生活规律	开始参与简单的家庭任务；设定职业/教育目标	适应残疾；重返工作或学校，在教育/职业环境中发展社会技能

4.1 精神障碍的本质

精神疾病是指在一些严重的常见精神障碍中与现实脱节。它最常表现为幻觉,即在没有实际刺激的情况下的感官体验(如听到声音);妄想,即朋友和家人无法理解或没有证据支持的错误信仰(如被迫害或拥有特殊能力)。思维紊乱也很常见,给患者造成了社交和日常功能的困难。

根据《精神障碍诊断与统计手册(第 5 版)》(*Diagnostic and Statistical Manual version 5*,*DSM - 5*),精神障碍的诊断基于临床特征,而非客观的实验室生物标志物。精神障碍的临床特征包括:① 阳性症状(正常情况下不应该出现的体验或信仰),如幻觉、妄想以及言语和行为的紊乱;② 阴性症状(正常情况下应该具备的能力丧失),如社交退缩、动力缺乏;③ 认知障碍,如记忆、注意力和解决问题的能力。精神分裂症这种最严重的精神疾病,至少应出现以下 2 种或 2 种以上的症状,且包括上述 3 种症状中的至少 1 种,至少持续 1 个月:妄想、幻觉、言语紊乱、严重的行为紊乱和阴性症状(诊断标准 A)。此外,该疾病必须导致严重的功能损害(诊断标准 B),至少持续 6 个月(诊断标准 C),并且不应继发于另一种精神疾病(诊断标准 D),另一种躯体疾病或药物滥用(诊断标准 E)。

还有一些精神疾病需要与精神分裂症进行鉴别。首先,需要对患者进行评估,以排除由其他躯体疾病或药物滥用引起的继发性精神病。分裂样精神病适用于类似精神分裂症,但持续时间不到 6 个月的临床状态。症状持续时间不到 1 个月的,则被称为急性、短暂性精神障碍。分裂样情感障碍的特征不仅与诊断标准 A 中的阳性和阴性症状相似,而且在整个疾病的重要组成部分中有重叠情感综合征,以及至少要有 2 周的非情感性精神病症状。而精神病性双相情感障碍和精神病性重度抑郁症的特征是精神病症状仅限于躁狂或抑郁发作。妄想障碍有显著、系统的妄想;少见幻觉或无幻觉出现;少有思维障碍和功能损害;情感保存完好。存在精神疾病性症状但不属于上述任何一类的患者则被归为"其他非特异性精神病"一类。

阳性和阴性症状是精神分裂症较为明显和突出的症状,与此同时,认知症状也已成为一个重要的症状领域。尽管它们不构成 DSM 分类系统中的诊断标准,现在人们认为认知缺陷是该疾病发病和功能下降的主要原因。认知症状在整个生命周期内趋于稳定,但其严重程度在疾病的不同阶段可能有所不同(见第1章)。

精神分裂症和情感性精神病通常发生在青春期(图4-1)。许多人的前驱认知或情感异常可以追溯至儿童时期(发病前期),且有相当一部分人表现出轻微的精神病性症状、人格变化和功能下降。这些症状在首次精神病发作前几周、几个月或几年出现(前驱期)。随后的病程是可变的,许多患者表现出持续的阴性症状和认知障碍和(或)精神病性或情感性发作。

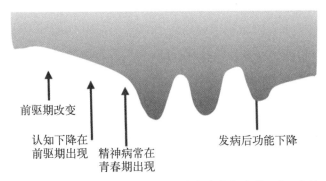

前驱期改变

认知下降在
前驱期出现

精神病常在
青春期出现

发病后功能下降

图4-1　精神分裂症早期可以分为发病前期和前驱期;在精神病发作期之后,通常会有复发和缓解(过渡期),之后会进入慢性和稳定期

精神病性障碍较常见,终身患病率为3%～4%。精神分裂症的患病率略低于1%[3];美国约有300万人患有精神分裂症。其他精神疾病包括物质滥用引起的精神病、具有精神病性特征的抑郁症和双相情感障碍以及由躯体原因引起的精神病(如颅脑损伤和颞叶癫痫)。精神分裂症往往高度致残,会改变患者及其家庭的正常生活。由于精神分裂症通常出现在青春晚期或成年早期,可以影响青年至成人发展的关键阶段,剥夺患者工作的自主性和生产力,并影响患者与他人建立有意义关系的能力。

世界卫生组织(WHO)的数据显示,精神分裂症对于男性和女性来说都是全球十大致残原因之一。与女性相比,男性患精神分裂症的风险稍高(约高1.4倍)。它可以发生在整个生命周期中,但风险最大的时期发生在青春晚期和成年早期。发展中国家的发病率略低。与发达国家相比,发展中国家精神分裂症的治疗结果可能更好。一些生物和环境因素会给疾病的发展带来风险。精神分裂症在城市比农村更为普遍,这一发现最初被认为是由患者向城市"漂移"所致。一些研究表明,由于城市存在较高的社会压力、空气污染、维生素D

缺乏、产前感染和大麻使用等因素,城市出生和成长与精神分裂症的风险增加有关。但精神病在城市与农村之间的差异仍存在争议。移民的精神分裂症患病率可能是本地人口的 3 倍。研究显示,虽然非洲的加勒比和其他非洲移民群体在欧洲国家患病的风险最高,但这些群体的所在国家并未表现出患病率的升高。有研究提出社会压力、歧视、贫穷经历,以及较迟接触原国家不存在的传染性病原体有可能是其潜在发病因素,但未来的研究还要进一步证明这些理论。

遗传是最广泛认同的精神病危险因素之一,其中可能涉及大量的基因。这些基因与一些环境因素相互作用,导致对精神疾病的易感性。大样本的全基因组关联研究表明,大量参与大脑发育、免疫功能、神经递质系统如谷氨酸(不仅仅是多巴胺)和神经细胞传导相关的基因与精神病的易感性显著相关。其他危险因素如产科并发症,尤其是缺氧,几乎可以使患精神分裂症的风险增加 1 倍。父亲高龄也是危险因素之一,这可能是由于老年男性精子形成过程中突变率增加,成为孩子的患病风险因素。与一年中其他时间出生的人相比,在冬季或早春出生的人患精神分裂症的风险稍高一些。在流感流行后 4~5 个月出生的孩子中,精神分裂症的发病率较高,这表明围产期暴露和感染可能是一个患病的危险因素。

4.2 治疗环境和评估

接受认知增强治疗的患者通常是那些第一次或后续住院治疗结束刚刚出院的患者,或是被转诊的患者。因此,可能处于过渡阶段。被介绍到此治疗项目的患者越来越多的是处于精神障碍早期的患者,因此他们是第一次接触精神卫生系统。近年来,人们越来越关注开发综合多种治疗要素(如心理药理学、支持就业、心理治疗、同伴参与和家庭集中治疗)的协调性的专业康复计划。当在团体环境中实施这些计划时,更有可能改善治疗效果和生活质量。这一点可以从精神分裂症首次发作的康复研究(recovery after initial schizophrenia episode, RAISE)结果中得到证明。如果将治疗(如认知增强疗法)嵌入这样一个综合的特殊治疗中,其有效性可能会得到增强(图 4 - 2)[4]。

首次评估患者需要采用全面评估的方法。如果要求患者讲述那些他们已经与其他临床医生分享过的相同信息,可能会使患者感到沮丧。因此,重要的

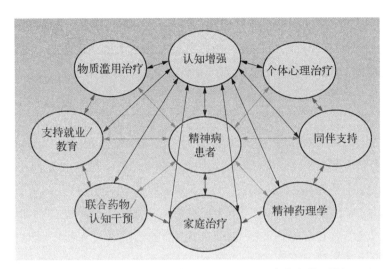

图 4 - 2　认知增强干预在嵌入到综合的特殊治疗中效果最好

是尽可能地在初次诊疗之前就获得他们的就诊病历，以便尽可能多地获取先前的医疗信息。应注意了解以下几方面的病史情况：① 精神病的既往发作、复发的诱因和患者特征性的前驱症状；② 既往治疗、反应、依从性和不良反应；③ 合并药物或物质滥用、情感障碍共病；④ 家庭和其他支持系统，先前的心理社会干预（或缺乏的情况）；⑤ 患者的优势。

　　由于需要保密，临床医生往往倾向于不获取与患者疾病和之前护理相关的家庭信息。这种错位的利他主义和过分强调 HIPAA 隐私规则实际上会妨碍全面评估[2]。首次评估提供了一个机会，为患者家庭与其他人、治疗者和患者之间的协作关系设定基调，并创建一个开放的沟通循环，使所有人都成为患者治疗团队的一部分。如果患者担心信息的保密性，可以举例说明将共享什么类型的信息，以及为什么要共享；并给患者提供机会，为某些共享的信息设限（如每个治疗过程中的详细信息）。通常，关于治疗计划的有价值的信息可以从其他团队成员那里获得（如与支持性就业治疗师讨论期间，可以最大限度地了解患者在工作中的功能受损情况，以及患者对药物的不依从情况）。因此，协调型照料小组会面有助于促进团队成员之间及时进行有价值的沟通（图 4 - 2）。

4.3　治疗联盟和参与

　　治疗联盟对于心理治疗的成功结果至关重要。1990 年，Frank 等[5]研究了精神分裂症早期的积极治疗联盟和良好结果之间的关系。在这项重要的研究中,治疗的前6个月内与他们的治疗师有良好合作关系的患者能更频繁地进行心理治疗,更好地坚持药物治疗,并且在2年后有更好的预后。

建立一个积极的治疗联盟需要考虑几个关键因素。首先,许多患者对其疾病的了解有限,不认为自己需要继续治疗。2010年,Amador提出了一个非常有用的框架,帮助临床医生与患者建立信任的治疗关系,即LEAP原则[6]。这包括积极倾听(listening)、准确的共情(empathy)、制定一套商定的目标(agreed)和基于共同决策的计划(plan)。在疾病早期,患者往往回避长时间讨论精神病症状的内容,但临床医生应努力指出与之相关的感受。例如,与其给患者的偏执信念和妄想贴上标签,不如说"你的亲戚一直在密谋反对你,这种感受一定很痛苦"。总可以找出患者和临床医生能达成一致的具体困难,如入睡困难、注意力集中困难或难以清晰地思考。我们也应避免在疾病早期使用诸如精神分裂症之类的术语(它有许多负面含义)。患者可以用自己喜欢的词语来描述他们的症状,临床医生可以通过慢慢地引入描述性术语来定义其特定的症状,如精神病、抑郁症和躁狂。

为了建立一种富有成效、值得信赖的治疗关系,确定并努力建立一种临床医生和患者都能认同的疾病模型也是非常重要的。值得庆幸的是,现在很少有临床医生会将这种疾病早期的表现解释为人际关系不当,或责备父母或其他看护人等。越来越多的证据表明,精神分裂症和相关疾病是大脑发育异常的结果,并且具有神经化学基础。如下面的案例所示,向患者介绍这些异常的本质可能是一个挑战。

案例研究 4-1

22岁的露西被带到我们团队的一名医生(MSK)处接受治疗。她的主要症状包括社交退缩、自言自语,并觉得自己是救世主,注定要从世界上消除贫困。她曾经学习电气工程专业,在大二的时候因为成绩不及格和对上课不感兴趣而辍学。她拒绝接受药物治疗,只是勉强同意去看精神病科医生。在第一次治疗中,她否认了所有的精神病症状,但承认辍学使她不高兴。当被问及自己在大学的经历时,她说喜欢自己的学习方向,但由于脑子里"喋喋不休",她的思想变得"杂乱",无法在课堂上集中注意力。然后,MSK开始与她讨论她在课堂上学习的主题:收音机和晶体管。当被问到电气工程师应该如何解释为什么收音机不能调到正确的电台并产生大量杂音时，她很容易地指出这是由于噪声的增加和信号的减少。然后，MSK 提出了一种可能性，如果她的大脑就像一台收音机走调了，这能解释她无法集中注意力，以及她脑袋里的"喋喋不休"（或"静止"）吗？她表示愿意考虑这种可能性。MSK 接下来向她解释多巴胺如何调控大脑的功能，调控的失衡即可以解释她的症状，以及像阿立哌唑这样的药物如何纠正这种失衡。最终，她同意考虑进行一段时间的小剂量药物试验。

4.4　心理教育

　　了解自己的疾病是应对疾病的一个重要部分。心理教育的目标：① 准确地认识精神分裂症；② 精神障碍是一种可治疗、"无过错"的脑病，通过心理教育从而避免不必要的内疚、无助感和责备，并为现实的治疗计划提供一个依据，建立短期和长期的治疗目标。心理教育需要根据患者的恢复水平和处理信息的能力进行调整。有关精神病病因的文化信仰也应被问及，并在可能的情况下作为解释临床症状的依据。在精神病早期，缺乏洞察力、否认和注意力受损可能会限制处理信息的能力。因此，在急性症状稳定之后，需要安排正式的心理教育课程。交互式工作坊式的模式是一种经济的选择。心理教育课程需要用乐观的语气强调治疗的多种选择。向患者解释我们对疾病病理生理学的了解，以及治疗方法如何解决这种病理生理学问题，这可能对患者接受治疗非常有帮助（如多巴胺失衡和抗精神病药物如何纠正这种失衡）。此外，使用图表和其他视觉辅助工具来解释这种原理也可能非常有效。考虑到患者注意力和记忆力的认知局限性，在随访期间定期重新引入心理教育是很重要的。为确保患者理解了所学知识的一个有效方法是在每节课结束时让患者对学到的关键概念进行反馈。这样的教学也需要慢慢来，先从讨论中立的话题（如睡眠、营养）入手，慢慢引入有可能引起争议的话题（如妄想和药物依从性），从而获得患者更多的信任。

4.5　物质和心理支持

　　尽管支持性心理治疗的精准定义尚未达成一致，有研究已明确指出了支持性心理治疗对精神分裂症的疗效。支持性治疗包括正确共情、适当的安慰和在不评判的环境中为患者的痛苦提供"通风换气"的机会。解释会经常被患者视为批评，并给患者带来压力。因此，最好避免。支持性心理治疗通常被认为代表着"有目的的友好"；同时，应小心避免患者过度依赖治疗师和疾病的病理性转移。

在疾病稳定的早期阶段，物质支持是很重要的，这可能涉及个案管理、住房支持以及在患者脆弱时期援助其收入来源，如社会保障收入（social security income，SSI）和社会保障残疾收入（social disability income，SSDI）。临床医生经常面临这样一个两难问题：长期依靠 SSI/SSDI 引起的依赖，以及不依赖所导致的恢复缓慢。但是通过对患者恢复期和现有支持系统性质的仔细评估，以及通过与患者和看护人的沟通，将会帮助临床医生做出最佳决策。

4.6　应对和缓解压力

正如 Zubin 几十年前提出的那样，精神分裂症和其他精神疾病最好被概念化为内在易感性与压力相互作用导致的疾病[7]。在这个模型中，个体的连续性也是不同的：有的易感性较低的个体只有在面对巨大压力时才会出现症状，而有的易感性高的个体即使在最小压力下也会出现问题（图4-3）。通常，我们用"小桶模型"（bucket model）向患者及其家属解释这一概念的：在这个模型中，一个较小的桶（高易感性）即使很少下雨也会被填满并开始溢出，而一个较大的桶（低易感性）可以在溢出之前承受更多的雨水（图4-4）。

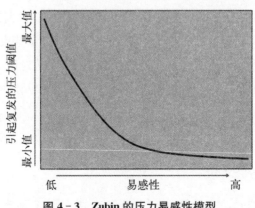

图 4-3　Zubin 的压力易感性模型

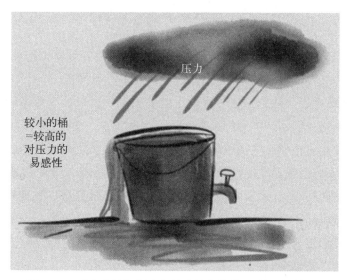

图 4‑4　对患者进行压力和易感性宣教使用的"小桶模型"

　　心理教育需要把重点放在让患者了解自己的复发迹象上，并监测自己复发的典型诱因，通常可使用预警症状和体征检查表（表 4‑2）帮助患者进行监测。

表 4‑2　早期预警症状和复发征兆[2,8]

情　　感	行　　为	认知或思维
感到焦虑不安	语言紊乱	联想加快
感到易激惹	自言自语和自笑	认为自己有超能力
感到伤心和情绪低落	不注重自己的外表	认为其他人知道自己脑子里想什么，
感到困惑	不吃饭	自己知道其他人脑子里想什么
感到压力很大	不社交	认为有人在反对自己
感到不能信任别人	行为冲动	认为别人在议论自己
感觉有人在观察自己	不离开家	有怪诞的想法
感觉越来越虔诚	入睡困难	感官变得敏锐
感觉疲惫和精力不足	饮酒增多	看到别人看不到的东西
	吸烟增多	听到别人听不到的东西
	行动迟缓	感觉到自己身体发生了变化
		难以集中注意力
		难以做决定

　　在精神疾病稳定的早期,患者更容易关注自身内部的信息。由于缺乏洞察力和容易否认,临床医生的压力管理方法应当综合一些如安慰、家庭支持、治疗师的支持,以及提供所需的药物等。之后随着急性症状的消退,可以引入简单的一些应对策略。如指导患者进行呼吸练习、转移注意力(如听音乐、散步)和引导患者进行联想。这将有助于鼓励患者发掘可能有效减轻自己压力独特的想象。我们团队中一位医生(MSK)治疗过的一位患者认为,观看平静的海洋图片是防止他产生视觉幻觉的最好方法;他总是在衬衣口袋里放一张明信片,上面有一幅漂亮的海景照片。它也有助于培养一些常规习惯,从而创造一个安全的环境;让患者提前了解即将进行的日常任务。这使得这些任务变得更灵活机动,不那么困难。因此,给患者带来的压力也更小。每天例行任务对每个人都很有用,但对于那些难以记住特定任务或在特定场合难以确定后续任务的患者来说,它尤其有用。

　　应激引起交感神经系统的激活,从而引发广泛的身体反应。如心率加快和肌肉紧张。相反,副交感神经系统的激活导致这种反应减少。有大量证据表明,在东方灵修传统中发展起来的放松和深呼吸技术对减少各种精神疾病的应激反应特别有帮助。包括自主调节呼吸练习(voluntarily regulated breathing practices,VRBP)在内的集中技术非常有效。缓慢的 VRBP 倾向于放松,而快速、充满力量的 VRBP 倾向于提高警觉性[9]。我们采用深呼吸法,通过两个鼻孔吸气约 4 秒,保持呼吸 2 秒,再呼气 6 秒,然后在下一个呼吸周期前暂停 2 秒。这个 4-2-6-2 周期,大约每分钟 4 个周期,可以诱导进入平静状态,并激活副交感神经系统。在进行这种呼吸练习时,要求患者把手放在腹部上方,以确保采用腹式呼吸[10]。在治疗过程中,指导患者采用这种方法,并要求患者每天在家坐着或躺下休息时规律性地练习 1～2 次,每次 5～10 分钟;通过练习,患者将逐渐能够在站立、行走时,以及有压力的情况下也能快速使用这种方法。在练习呼吸的同时,他们也可以用一个重复的、对个人有意义的词或短语(一个咒语),或使用一个使人放松的图像,以帮助他们重新集中注意力,远离那些令他们痛苦的想法。

　　严重精神疾病患者的一个特殊压力源是他们认为自己暴露于家庭成员或对他们来说重要的人的一种高水平的情绪表达状态,并认为这种表达大多是对他们的批评。这会增加患者的自主神经兴奋,使症状恶化,并可能导致复发。治疗的一个要点是传授患者对批评的管理技能,包括用心倾听批评的内容和语调，理解批评的观点（无论批评是否有效），并作出适当的回应。

4.7　管理共病抑郁、躯体疾病和酒精等物质滥用

抑郁症状很常见，且随着精神病症状的稳定经常出现。这些症状应与阴性症状或药物不良反应（如药物诱发的帕金森病）相区分。早期发现并管理共病抑郁，药物治疗（见第 7 章）和心理治疗的方法都是至关重要的。

物质和酒精滥用是普遍存在的问题，但它们对精神分裂症患者构成了特殊挑战，因为物质滥用的患者不遵循推荐治疗计划的可能性更大。因此，更容易复发。患者有可能使用药物和酒精进行“自我治疗”，从令人沮丧的慢性病现实中“逃离”，或与其他使用者建立“社交网络”。不管患者使用的原因是什么，它都会有许多破坏性影响。因此，在精神分裂症的心理治疗中实施动机访谈，建立减少伤害的目标很重要。将门诊患者转诊至接受物质滥用咨询可能会造成患者的不配合，甚至会与患者原本的用药计划形成冲突（如一些戒毒计划不鼓励使用医生开具的精神科药物）。如果患者没有物质滥用的情况，仍应接受心理教育，以了解物质滥用是如何加重疾病并使得康复目标受到威胁。

4.8　管理功能失调的想法

许多患有严重精神疾病的人在思维方式上普遍存在扭曲，这种扭曲会使人非常脆弱。这种不恰当的思维在精神病的早期很常见，也可能在认知增强治疗中出现，并可能干扰治疗的进展。对于这类患者，认知行为疗法（cognitive behavior therapy，CBT）的原理尤其有用。表 4 - 3 概述了功能失调思维的常见模式和例子。几十年前，Aaron T. Beck 将 CBT 发展为一种心理治疗方法，以消除这种重度抑郁患者通常有的自我毁灭的信念。有证据表明，CBT 对精神分裂症的阳性和阴性症状有效[11]。这种方法的细节超出了本章的范围，简单来说，在 CBT 中，患者和临床医生协作，识别自动思维、情绪和行为之间的联系。然后，治疗师帮助患者在中性或积极的环境下重新思考这些想法。

表 4-3　自我破坏的想法

想　　　法	认知扭曲的类型
如果我不做这个练习,我要怎么回到学校	小题大做
我是个失败者	标签化
因为我这次考砸了,所以我是个彻头彻尾的失败者	非黑即白的想法
你应该总是做到完美	墨守成规
当别人小声说话的时候,他们正在议论我	个人偏倚
虽然我的上级说我是个好员工,我还是对自己犯错误那次念念不忘	过滤
这儿许多人都比我聪明	读心术

4.9　恢复日常任务并改进功能

　　精神分裂症患者往往难以在较长的时间内保持注意力集中,尤其是在疾病早期。该现象提示他们缺乏"精神耐力"。因此,最好能逐渐恢复患者的功能。我们经常遵循"一次改变一项"的原则,在病情稳定的早期,工作重点是恢复自我照顾,包括营养和个人卫生。可以逐渐让患者承担简单的家庭任务,最初与其他家庭成员合作,最后独立完成。每一个大任务应该分解成数个小任务,一次处理一个小任务,在继续下一个任务之前完成一个小任务(如不要一次清理整个公寓)。患者可能会循序渐进地逐渐恢复早期的教育或职业目标。在必要的情况下,可以与大学辅导员和雇主讨论在学校或工作中提供住宿,这对患者是有帮助的。同时,让患者知道有可能会出现退步的情况(进两步退一步),同时要避免与其他人进行不必要的比较。患者往往会责怪自己没有取得进展,并将自己与健康的同龄人进行比较。PT 和认知增强治疗(第 6 章)中,一个有用的策略是教导患者避免与他人比较,但要与自己早期疾病的状态进行评估和比较,肯定自己的进步,这一概念称为"内部标尺"。

　　许多精神分裂症症状使患者难以在家庭、学校、工作中与他人有效沟通。偏执或多疑的想法可能会让他们害怕别人,而药物可能使他们想睡觉,无法进行持续的谈话。即使是已经进行的互动中,也可能会因为患者无法处理信息或由于冷漠不理而中断。社会技能培训可以帮助解决这一问题,因此也应该是整体治疗计划的一部分。

4.10 调整并且适应残疾

严重精神疾病患者有多个康复阶段（图4-5）[12]。艾伦的案例（见下面的案例研究）说明了恢复的阶段。第一个是症状性恢复（symptomatic recovery），艾伦似乎已经适应了，第二个是功能性恢复（functional recovery），他在认知功能和动机的改善方面取得了一些进展。第三个阶段是个人康复（personal recovery），艾伦仍在该阶段进行努力。该阶段指的是一个人虽受到精神疾病的限制，仍有能力有意义地生活。这些康复阶段相互关联、相互补充。治疗师需要意识到，即使在症状和功能缓解后，真正的康复可能需要数年时间。

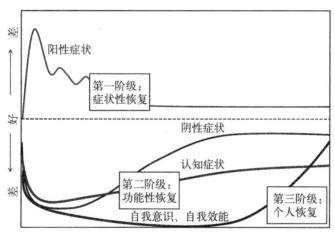

图4-5 精神分裂症和相关障碍的恢复步骤

案例研究4-2

艾伦是一名26岁的菲律宾单身男子，患有分裂情感障碍。他从22岁上大学后2次住院治疗，症状恢复良好。他的症状包括：无论在哪里都有被窃听的妄想、听到像电脑一样的声音（幻觉）和注意力不集中，最后导致他辍学。在2次住院治疗后，除了偶尔的社交焦虑和短暂的妄想，他的症状已经基本消失。他专注于日常活动的能力有所提高，现在他可以在咖啡店工作，并且生活更有动力、心情更好了，也能够进行社交互动。

然而，艾伦觉得他的生活"没有真正向前推进"，他不愿意出去约会，因为他担心自己会不得不讨论关于自己疾病的问题（如说什么和不说什么）。虽然他意识到利培酮是有帮助的,他正在考虑停药,因为他觉得只有没有意志力的人才会使用药物来解决问题。此外,艾伦的家人批评他不找工作(即使他是一个优秀的平面艺术家),希望他得到一份工作支持自己的生活,因为家里经济很紧张。艾伦最近开始和朋友们一起在每周六晚上看体育比赛,和朋友一样喝酒,偶尔抽大麻,尽管他知道自己不应该这样做。他哀叹说:"因为我的病,我无法'融入'自己的朋友圈,也不会找到女朋友结婚,因为我有'精神分裂症'"。

很明显,艾伦的情况是恢复不完全的一个例子。在艾伦的病例中缺乏治疗师的工作[2]。在一系列的课程中,治疗师通过角色扮演、建模和排练,帮助艾伦避免与他人比较,并通过自己的成就(内部尺度概念)衡量自己,帮助艾伦发展一些内部应对技能,用来预测和避免在约会或面试时的焦虑。他还帮助艾伦看到自己除了是精神分裂症患者以外的一个特征,并让他意识到自己的优点和缺点。他帮助艾伦认真倾听家人的观点,承认家人正确的批评,并做出适当的回应。艾伦也越来越能意识到自己的复发迹象,以及自己对压力的习惯性反应,并开始使用自己的应对机制(如腹式呼吸),或者在无法解决冲突时离开冲突的场合。艾伦最终得到了一些工作面试的机会。一位雇主询问了他的病史。治疗师指导艾伦使用适当的表达方式来解释他的疾病:"我有精神分裂症,但我现在已经好了,我的医生认为我已经准备好回去工作了"。

4.11 总结

- 精神分裂症及相关障碍的特征是精神病症状、情感和认知症状;在解决核心认知缺陷之前,稳定精神病性症状和情感症状至关重要。
- 管理这些疾病的早期阶段需要仔细评估,建立最佳的治疗联盟,单独定制心理教育计划,确保足够的物质和心理治疗支持。
- 精神分裂症最好用压力易感性模型来理解。患者应学会识别自身的早期预警症状和复发征兆,学习应对技术,这对于预防复发至关重要。
- 功能性损伤最好通过逐步恢复来解决,从自我照料和自我保健开始,逐步恢复职业或学校活动。

（苏文君、张天宏,译）

参考文献

［1］ Keshavan M S, Eack, S. Psychosocial Treatments for Chronic Psychosis. ［M］. Washington, DC：American Psychiatric Publishing, 2014.

［2］ Hogarty G E, Goldberg S C, Schooler N R. Drug and sociotherapy in the aftercare of schizophrenic patients. III. Adjustment of nonrelapsed patients ［J］. Arch Gen Psychiatry, 1974, 1931(5)：609 – 618.

［3］ McGrath J, Saha S, Welham J, et al. A systematic review of the incidence of schizophrenia：the distribution of rates and the influence of sex, urbanicity, migrant status and methodology ［J］. BMC Med, 2004, 192：13.

［4］ Kline E, Keshavan M. Innovations in first episode psychosis interventions：The case for a "RAISE-Plus" approach ［J］. Schizophr Res, 2017, 19182：2 – 3.

［5］ Frank A F, Gunderson J G. The role of the therapeutic alliance in the treatment of schizophrenia. Relationship to course and outcome ［J］. Arch Gen Psychiatry, 1990, 1947(3)：228 – 236.

［6］ Amador X. I am not sick, I don't need help! How to help someone with mental illness accept treatment (10th Anniversary edn.). New York, NY：Vida Press, 2010.

［7］ Zubin J, Spring B. Vulnerability—a new view of schizophrenia ［J］. J Abnorm Psychol, 1977, 1986(2)：103 – 126.

［8］ Birchwood M, Spencer E, McGovern, D. Schizophrenia：early warning signs. Advances in Psychiatric Treatment, 2002, 196(2)：93 – 101.

［9］ Brown R P, Gerbarg P L, Muench F. Breathing practices for treatment of psychiatric and stress-related medical conditions ［J］. Psychiatr Clin North Am, 2013, 1936(1)：121 – 140.

［10］ Kabat-Zinn J. Full catastrophe living：How to cope with stress, pain and illness using mindfulness meditation ［M］. London, UK：Piatkus,1996.

［11］ Rector N A, Beck A T. Cognitive behavioral therapy for schizophrenia：an empirical review ［J］. J Nerv Ment Dis, 2012, 19200(10)：832 – 839.

［12］ Tse S, Davidson L, Chung K F, et al. Differences and similarities between functional and personal recovery in an Asian population：a cluster analytic approach ［J］. Psychiatry, 2014, 1977(1)：41 – 56.

第 5 章

基于计算机的认知增强方法

5.1　引言

　　人类大脑强大的适应性和自身修复潜力,以及对认知训练重要原则的阐明(见第 2 章和第 3 章),导致了人们对基于计算机的认知增强训练的广泛关注和开发。从 21 世纪初,第一个认知训练软件的电视广告出现,到现在为止,已经有几十种商业化的应用程序出现,并用于改善有精神病性症状的患者在注意力、记忆力和问题解决等认知领域的功能。虽然近年来为改善大脑认知功能而设计的计算机程序迅速出现,最早的认知训练方案是基于纸和笔的方法。这些训练程序简单而有效,不需要借助计算机,使用工作表、字谜和基本的认知任务(如手指排序)就可以完成。此外,关于精神分裂症患者的研究证据表明,计算机化程序训练并不比老式的纸笔方法更有效。但是,计算机训练提供的是更标准化的训练过程,以及通过练习的自动进步。这些特点促进了这些应用程序在精神病学、精神健康领域以及在普通大众中的广泛应用。

　　尽管相较于其他途径而言,计算机化训练方法使更多的人能够接触到认知训练治疗,但这些方法并不能完全减少人们对心理健康专业人员或教练的需求。这些需求可以支持训练,并帮助确保认知成果转化到受训者的日常生活中。一些计算机化的方法几乎是自我管理的,如 brainHQ。他们开始需要一些技术人员或临床医生的帮助来建立和参加培训项目,但是随后的大部分运作都是自我导向运行的。其他方法,如在认知增强治疗中使用的方法,需要依靠教练在训练中帮助指导参与者完成培训,鼓励策略性思维,并促进患者将认知获益归纳为有意义的功能性活动。研究表明,这两种方法在改善精神分裂症和相关疾病的基本认知过程方面同样有效[1-2]。然而,在这个领域,越来越多的研究者认识到,一些心理健康专家在训练中的引导及帮助对于改善患者在现实世界的功能可能十分必要;仅仅提高认知能力并不足以确保这种能力可以被患者灵活地应用,而基于情景需求的认知技能的正确使用属于元认知领域。精神分裂症患者在这个认知领域中往往存在很大的困难(见第 1章)。因此,专业人员的相关辅导通常有助于确保个体最大限度地利用辅导重新建立认知技能。

过多的计算机化训练项目,使得使用者和患者很难决定哪个项目可能最适合他们。虽然专业游戏开发商和其他软件公司的"大脑训练"项目供应量迅速增长,但只有少数项目被评估并被证明对提高精神分裂症患者的认知能力有益。本章将概述这些不同的训练项目,包括它们的治疗目标,以及它们如何应用于精神分裂症和相关障碍患者。下面我们将介绍一些在精神分裂症中常用的计算机认知训练项目。

5.2　定向治疗模块(1982)

定向治疗模块(orientation remdial module,ORM)是在 20 世纪 80 年代由纽约大学的 Yehuda Ben-Yishay 等人开发的,用于改善头部创伤和脑损伤患者的注意力问题。该项目旨在通过使用并逐渐淡化听觉和视觉线索来帮助"塑造"患者注意力。ORM 的一般做法是要求参与者进行一系列练习。这些练习需要他们抑制分心和(或)保持长时间集中注意力。最初,会给予提示来减轻练习的难度(如电脑帮你保持注意力),然后再根据某些功能标准逐渐去除这些提示。教练会认真地挑选一个具有挑战性、但参与者可以达到的难度水平上来开始训练,这是认知训练的一个原则,称为鹰架理论(见第 3 章)。一旦参与者掌握了这项技能,便能通过淡化计算机先前提供的提示来增加练习的难度。这些提示随后需要被参与者内化,增加对自我和注意力的依赖。

许多计算机化的认知训练项目利用鹰架理论来开始训练,并用提示或消退来调整难度水平,以匹配参与者的认知能力。ORM 练习中的一个例子叫"时间估计",它有助于阐明这些原则。在这个需要持续注意力的练习中,参与者被要求观察一个只有一根时针的钟。当按下空格键时,时针以顺时针方向旋转(图 5-1)。

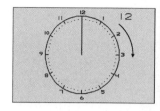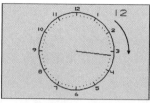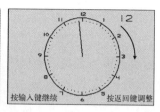

图 5-1 时间估计——ORM 的示例练习

当松开空格键时,时针停止,练习的目标是将指针精准地停在 12:00。有两种线索可以帮助参与者将支架式训练难度提升到适当的水平。听觉线索是当时针每经过时钟上 1 小时的小格就会发出简单的"哔"提示音,而视觉线索则是显示时针在时钟盘上的摆动。时针每秒钟扫过 1 个 1 小时刻度,而典型的提示是在时钟运行中的前 10 秒提供。参与者需要在最后 2 秒保持注意力并将指针停止在 12:00。在训练开始前,要使用鹰架理论来确定参与者需要的线索提示水平。对于注意力方面有更多认知困难的个体,在开始练习时可能同时需要有视觉和听觉线索,而其他人可能只是从听觉线索开始。这样,根据参与者的能力设定了训练的初始难度水平,从而使训练从一开始就能成功。训练项目如果没有针对参与者能力设置难度水平、非个性化的训练,很可能产生负面影响,包括参与度低、积极性不高和效果下降等。对精神分裂症患者进行认知训练,必须从一个具有挑战性同时能够成功的难度水平开始。这样,才能促进受训人员的参与度,以及提高对训练的正面强化。

提示和消退是认知训练中的另一个基本原则,时间估计练习阐明了这一点。回想一下,在这个练习中,参与者接收到听觉或视觉线索,这些线索帮助他们将注意力集中在时针的走动上。在开始练习时,支架式支持将技能水平设置到一个相对容易的难度水平。在最开始的前 10 秒钟给予提示,随后让参与者必须依靠他们自己的"内部线索",保持注意力直到最后 2 秒钟将时针停止在12:00。随着练习的进行,视觉线索几乎很快就消失,只剩下听觉线索。然后,听觉线索逐渐减弱,一次消失 2 个线索,直到只剩下 4 个线索(哔哔声)(从 1:00 到4:00),这就需要参与者学会保持使用自己的内部资源,在时针走动的剩余时间里保持注意力(从 5:00 到 12:00)。当然,这个过程会因人而异地慢慢推进,通常需要精神分裂症患者进行 4 次或更多的训练周期才能达到最高的难度水平。

ORM 中的所有练习都集中在训练处理速度或注意力的某些方面。处理速度任务类似于那些集中注意力的任务,但是需要一个快速的、即时的反应,而不是认真地对特定刺激维持注意力。ORM 是针对精神分裂症患者应用最广泛的计算机化认知增强项目之一。很多研究表明,ORM 可有效地提高精神分裂症患者的处理速度和注意力[2-3]。

5.3　PSS CogRehab（1982/2012）

由 Bracy 和他的同事成立的心理学软件服务公司,多年来一直在开发针对大脑和认知障碍的认知康复软件。PSS CogRehab 套件是另一套计算机化的认知康复程序,它最初是为创伤性脑损伤和卒中患者开发的。自开发以来,PSS CogRehab 已被广泛应用于创伤性脑损伤和卒中患者,以及有学习障碍、注意力缺陷障碍和精神分裂症患者。与 ORM 不同的是,PSS CogRehab 利用一套全面的训练来改善注意力、记忆力和问题解决能力。就像在认知增强治疗中那样,该程序中的记忆和问题解决训练最常用于精神分裂症患者。尽管 PSS CogRehab 的大多数练习都可以根据参与者水平适当地调整初始设置来安排支架式教学,但难度设置没有 ORM 那么个性化,而且淡化线索的设置也没有那么多。在许多病例情况下,提示或消退的练习在教授策略性思维方面是次要的。因为 PSS CogRehab 可能是提高记忆和执行功能这些高阶认知能力的最有效方法。

例如,PSS CogRehab 套件中的一个练习是“物体和位置”。这是一个记忆测验,旨在加强空间工作记忆和促进信息的策略性编码,以促进随后调用。在这个练习中,参与者看到一个由 30 个不相关物体组成的网格阵列（图 5 - 2）,需要在一个规定学习时间内（如每个物体 4 秒）记住这些物体的个数（如 4 个）。在学习期间,只有需要被记住的物体会出现在屏幕上,之后所有 30 个物体都会显示,参与者必须回忆哪些物体是刚刚被要求记住的。这个练习可以通过调整物体个数和学习时间参数来设置支架式教学,但是训练中线索消退是不可能实现或不必要的。相反,参与者必须开始学会思考编码信息的策略。因为单纯依赖工作记忆并不足以成功地记住更多的物体数目（如 8 个或更多）。随着需要记忆的物体数量增加,仅仅通过工作记忆记住物体数目,在练习中取得成功的可能性越来越小。参与者不仅需要通过反复练习来加强工作记忆,而且需要有策略地进行练习才能取得成功。练习中,鼓励参与者思考并尝试可能改进编码和提取的策略。

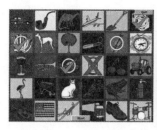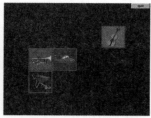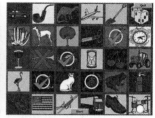

图 5-2　物体和位置——PSS CogRehab 的示例练习

在许多情况下,关联编码是"物体和位置"等记忆练习的关键策略。这种编码策略使得参与者了解记忆存储的关联本质,以及当信息与其他需要记忆的信息相关时,如何更容易被回忆起来。例如,如果要求参与者回忆图 5-2 中的喇叭、船、手推车和小提琴的图片,大多数参与者会选择将这些单词或多或少,以固定而独立的方式储存在逐字工作记忆中。然而,逐字工作记忆的存储能力非常有限,信息一旦被存储起来就会迅速衰减。因此,随着项目数量和学习时间的增加,参与者很难准确地回忆这些项目。信息的关联编码,可以作为扩大工作记忆存储和提高记忆保持能力的一种策略。在这个练习中,使用关联编码的一个简单方法是构建一个关于要记住的项目的简短故事。例如,山姆把他的小提琴放在船上,但是忘记了他的喇叭,所以他不得不回去用独轮手推车把它捡起来。在构建这样一个故事的过程中,这 4 个词不再是孤立的,而是相互关联地被编码成一个非同寻常、令人难忘的故事。因此,这些信息现在需要通过更多的努力来储存(如编写一个令人愉快的故事),但是回忆起来要容易得多,并且可以记住更多的东西。

PSS CogRehab 注重记忆和问题解决的高阶认知练习,是一个促进策略训练的非常好的工具。参与者不仅有机会训练工作记忆和其他执行功能,而且还要面对需要通过计划、策略和批判性思维,寻找最佳解决方案的任务。在精神分裂症患者中,这些技能可以说与培训特定的认知维度同样重要。在参与者经历整个训练过程时,帮助其提高在计算机上以及生活中解决问题的策略性方法,显得至关重要(关于策略培训的讨论见第 3 章)。尽管 PSS CogRehab 软件是在 20 世纪 80 年代早期开发的,但它在 2012 年进行了更新,以实现平台的现代化,确保其与新系统的兼容性,同时也更新了图形内容。引入了一些更加新颖的练习,但许多与现代增强项目相一致的练习仍旧保留,心理学软件服务公司仍在积极地开发该软件。

PSS Cogrehab,已经在大量针对精神分裂症患者认知康复项目的临床试验中得到应用,包括认知增强疗法。之前的研究已经发现,当使用 PSS CogRehab 软件进行各种认知增强训练时,精神分裂症患者的注意力、记忆力和执行力都有显著改善[4]。

5.4　Cogpack（1986）

Cogpack 可能是在精神分裂症患者中应用最广泛的一款计算机化认知康复软件。Cogpack 在认知干预项目中涉猎广泛,这些干预项目要么专注于单独的认知训练,要么将其与更广泛的社会心理干预结合起来[5],并且有相当多的证据证明 Cogpack 可改善精神分裂症患者的认知灵活性、语言记忆和处理速度。与 PSS CogRehab 一样,Cogpack 包含了一系列广泛的认知训练,从提高警觉性和语言能力的训练,到改善记忆和问题解决的训练都有涉及。PSS CogRehab 的训练进行方式与 ORM 非常相似,通过支架方式启动与参与者的能力相匹配的初始难度级别的训练,然后随着培训的进行,利用提示或消退增加难度,逐渐提高参与者的策略性思维和问题解决能力。

图 5-3 展示了一个嵌入在 Cogpack 中的名为"目击者"的示例,这是一个警觉性和记忆的训练。这个训练项目的重点是提高警觉性、加工速度和视觉记忆,并为参与者提供了一个建筑物、汽车、名称和其他物体的动画场景。参与者需要在短时间内学习场景及其内容物之间的相互关系,然后接受一系列关于发生了什么的提问(如:"有多少车辆通过?")。参与者有足够的时间来回答问题,但只有有限的时间来学习场景里面的内容物。通过这种方式,参与者必须对场景画面保持专注和警惕,成为事件的精准目击者。任务难度可通过选择"更容易"或"更难"的设置完成,这些设置控制场景出现的速度。这个练习是训练警觉性、处理速度和工作记忆等综合认知能力的一个例子。它提供了许多围绕优化性能进行策略性思考的机会。参与者必须理清思路,免受干扰地专注于快速移动的场景,然后制订出记住呈现信息的最佳策略。在这项练习中,信息的关联编码是经常需要用到的策略(类似于 PSS CogRehab 中的物体和位置任务),但是这个任务稍微容易一些。因为这个场景为需要编码的信息提供了大量的背景来编写一个故事(例如,3 个人待在乔治七世酒店,直到有 3 辆车来接他们)。当参与者成功地完成这项练习时,他们会更注意自己

必须记住的突出信息，并且想出策略来抑制其他分散注意力的因素，集中注意力在场景的关键组成部分上。

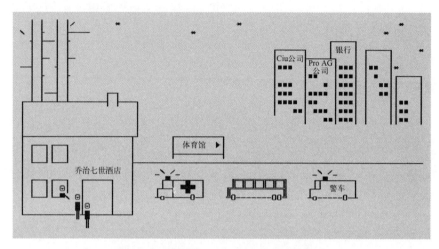

图 5‐3　目击者——Cogpack 训练的例子

Cogpack 总共包含 64 个训练程序，涵盖处理速度、注意力或警觉性、记忆和问题解决领域，以提供全面的神经认知训练体验。这个软件还包括神经认知训练中不常包含的其他领域的训练项目，如财产管理和如何读取交通标志。虽然 Cogpack 最早出现在 1986 年，但研究者在一直持续地开发这个项目，以维护其与现代计算系统的兼容性。按照今天的视觉标准，许多训练可能显得过时了，但它们仍然是提高精神分裂症患者基本神经认知能力最有效和最广泛使用的训练项目之一。

Cogpack 是在精神分裂症患者中被研究和应用最广泛的计算机化认知训练项目之一。它已经被证实可改善许多神经认知功能。Cogpack 可与就业支持项目联合应用来提高工作效率，也可以和其他基于个人或群体的方法一起应用。Cogpack 仍然是计算机化认知增强方法的主流方法，并且在该领域拥有最多的证据支持。

5.5　Posit Science (2004)

Posit Science 是经过测试、已证实对精神分裂症和相关障碍患者有效且最新的神经认知训练成套工具。Posit Science 最初是由 Merzenich 团队针对阅读障碍而开发的[6]。Posit Science 在神经认知训练方面采用与其他训练项目完全不同的方法，主要关注低水平的听觉加工及其对精神分裂症认知障碍的影响。Merzenich 团队多年来进行的基础神经科学研究表明，早期听觉加工受损，会产生噪声信息并被大脑解读，导致上游的高阶认知能力缺陷。精神分裂症患者表现出的这种早期感觉障碍与更广泛的认知困难有关。针对改善早期感觉加工，需要采用真正的"自下而上"的方法。

自上向下的康复方法，通常首先关注高阶系统的修复（如工作记忆、问题解决），并期望低阶过程也能够得到改善。相反，自下而上的方法，如 Posit Science 采用的方法，预测通过补救感官输入的早期缺陷，让高阶系统可以接收到更清晰的神经信号，从而减少认知困难。实际上，这两种方法似乎都有助于解决精神分裂症中的认知受损[7]。而 Posit Science 作为一种自下而上的治疗方法，通过提供听觉加工方面的感觉训练，使得康复方案取得了重大进展。许多研究已经发现这种方法对提高精神分裂症患者的认知能力有效，尤其是在语言学习和记忆领域。

Posit Science 公司开发了几种认知训练常规项目和程序包。大脑健身（brain fitness）是主要的听觉训练项目，现在已包括在该公司提供的更全面的套件 brainHQ 中。brainHQ 提供注意力、记忆力和其他神经认知练习。图 5-4 给出了一个音调摇摆（sound sweeps）的可视化范例，音调摇摆是 brainHQ 的主要听觉训练项目之一。在这个简单而富有挑战性的练习中，参与者戴上一副耳机，耳机里会播放一系列的音调。这些音调开始于较低的音调，然后增加或降低，参与者的任务是识别音调是"高"，还是"低"。这种跨频率的音调振动以毫秒级速度移动，使得这项任务相当具有挑战性。它是一项针对早期听觉加工的真正测试。除了在 brainHQ 中应用新的早期感觉训练方法的进步之外，Posit Science 也是第一个基于评估和测试表现自动调整任务难度的神经

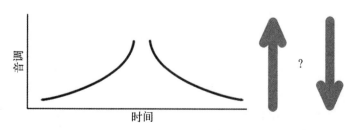

图 5-4　音调摇摆——由 Posit Science 提供的来自 brainHQ 的示例练习

认知项目之一。在音调摇摆的情况下,摇摆程度和音调之间的间隔时间都由计算机自动调整,以保持较高的完成水平(约 85％ 的精准率)。使参与者能够充分参与,根据他们的能力水平设置支架式教学难度,并自动化完成大部分训练过程。

虽然 brainHQ 在多个领域提供了各种训练项目,但在精神分裂症患者中被研究最多的是听觉训练项目,表明早期听觉加工能力的提高,与整体认知能力、语言学习和记忆能力的显著改善有关。由于该项目具有自动化和基于网络搭建的特性,使用笔记本电脑和平板电脑,在家或远离诊所的地方完成神经认知训练变得越来越可行。最新研究证明,该项目对处于精神分裂症早期阶段的患者有效。

5.6　Lumosity（2007）

Lumosity 是一种新兴的基于计算机的神经认知训练成套工具,并受到了广泛关注。作为 Posit Science 的衍生产品,Lumosity 致力于将认知训练带给大众,是最常被推广的可应用的"大脑训练"工具之一。这个工具包含了大量的活动和练习,从基本的低级处理和注意力能力,到高级任务转移以及问题解决技能均有涉及。该工具是基于个性化的基线评估的高度个体化产品,并已被开发成具有高质量的人机界面设计和艺术风格的软件,使 Lumosity 成为用户最友好且参与度高的认知训练项目之一。这套训练项目对精神分裂症和其他神经精神疾病的疗效还有待确定,但是初步的研究已经显示出其广阔的应用前景[8]。

5.7　CIRCuiTS

计算机互动性认知康复（computerized interactive remediation of cognition — a training for schizophrenia, CIRCuiTS)是另一项具有前景的基于计算机的神经认知训练方法。它主要针对精神分裂症患者,侧重于对注意力、记忆和执行功能进行策略依赖性的训练。CIRCuiTS 的独特性是加入了不同的仿真环境任务的认知练习,如烹饪和购物,目的是为了将认知和功能的获益桥接起来。CIRCuiTS 是以策略为基础的训练项目。这个项目积极鼓励参与者发展策略，以改善和调节他们的认知能力。该项目还强调通过评估以及与临床医生讨论促进元认知能力的发展。初步证据表明，这种新兴的基于计算机的方法在改善精神分裂症患者的记忆和执行功能方面是有效的。研究还表明，在结构化活动中花费的时间增加，也与 CIRCuiTS 治疗有关[9]。这种方法是基于计算机训练来开发仿真环境任务项目的一次最早尝试，以期用这些任务来进行认知训练，以进一步帮助患者获得功能结局的受益。

5.8　基于计算机的社会认知训练

目前，基于计算机的认知训练方法，对精神分裂症患者的认知训练主要集中在注意、记忆和问题解决的神经认知领域。Posit Science 公司是一个明显的例外，因为它也开发早期感觉处理阶段的训练练习。这些认知过程是基本的和非社会性的，这使得计算机化的方法可以实施提高这些能力的重复练习。但是对于更具有社会化属性的认知缺陷，这些训练会产生什么效果呢？正如第 1 章回顾的，精神分裂症患者存在范围广泛的认知受损，包括社会认知或者是在处理和理解自己、他人和社会情感信息的能力受损。由于这些困难出现于社交场景中，以计算机为基础的方法来改善社会信息处理的可行性相对有限。但另一方面，计算机的广泛普及和可负担性，以及训练软件的可及性，使得计算机化方法对提高社会认知训练项目的普及性变得极具吸引力。

一些著名的基于计算机训练社会认知处理的方法，已经开始出现在科学文献中。这些项目中的大多数都集中在社会认知的某一个区域，其中很多都是针对人脸情绪的识别。图 5-5 提供了一个来自 PaulEkman 的微表情训练工具的示例。在这个项目中，参与者通过教学视频接受心理教育，了解不同的面部元素是如何随着基本情绪（如悲伤、恐惧及愤怒）的表达而变化的。在了解了面部表情的"微观"变化之后，研究人员要求参与者观看一个简短的场景。在这个场景中，一个人的面部表情在毫秒级的时间尺度上从中性变为激动表情。然后，参与者要从一系列基本表情中选择其认为在场景中表达的具体情绪。回答正确后将会得到额外的心理教育，来解释为什么之前的选择是正确的。这种训练项目的前提基础是，学习这种重要的社交线索的微妙之处将大大提高社会认知能力，甚至可能矫正精神分裂症患者所经历的一些社交障碍。这也是目前许多训练项目都侧重于面部表情识别的原因。

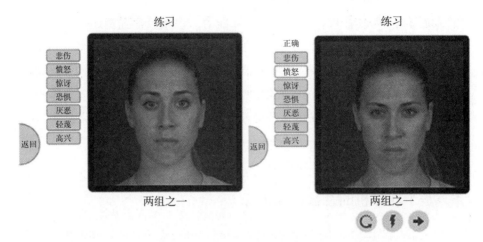

图 5‑5 微表情训练工具——计算机化的社会认知训练实例

　　一些研究已经报道,在精神分裂症患者中使用微表情训练工具来改善社会认知,并且发现患者在精确识别脸部情绪和管理情绪方面的能力有所提高,但是在社会认知的其他方面或功能结局方面并没有改善。类似的结果在其他计算机化的面部感知训练项目中也同样出现[10],表现为面部的情绪识别能力显著提高,表明这是一个可以通过计算机化方法显著提高的领域,尽管功能的改善并不经常被评估或观察到。另一个新兴的基于计算机的社会认知训练项目是由 Posit Science 团队开发的 SocialVille 训练工具。这是一个完全计算机化的社会认知训练成套工具,旨在提高社交信息处理的速度和精准性。练习包括情绪感知标记、面部匹配、注视识别和匹配,以及情绪处理的其他方面。迄今为止,有证据表明,SocialVille 训练在患有精神分裂症的年轻成年人中是可行的,但在对照试验中尚未证实其疗效[11]。开发人员在努力扩大训练领域、提高对社会行为的普适性,以及在训练练习中嵌入有意义的社会环境组成成分的同时,也给计算机化训练社会认知的方法带来了明显的挑战和机遇。这是一个新兴的领域,具有显著的增长趋势,并且有可能越来越多地与个体和团体的认知训练方法结合起来。

5.9　优化以计算机为基础训练的治疗时机

　　基于计算机的训练方法,为改善精神分裂症患者在神经认知、感觉,甚至一些社会认知的缺陷,提供了前所未有的机会。训练的方法多种多样,从基于诊所、临床医生或教练指导的训练项目(如认知增强疗法),到基本上完全自动化、可以自我管理、不依赖于心理健康专业人员的项目(如 Posit Science 的 brainHQ)。自动化项目在训练适应性、可扩展性和随时访问方面具有独特的优势。而由临床医生指导的、需要心理健康专业人员参与的训练方案实施起来更具挑战性,但可以在加强策略训练和促进技能推广方面提供治疗机会。拉里和阿拉夫使用 ORM 进行神经认知训练的过程,展示了在专业人员指导的情况下,临床医生如何在引导计算机化训练时优化治疗效果的一些方法。

案例研究

拉里患有精神分裂症已经 20 年了,他对提高自己的注意力很感兴趣,如果能提高注意力他就可以在动物收容所做志愿者了。阿拉夫是一个大四学生,也患有精神分裂症,正在努力完成他的工程学学位。他们一起参与了认知增强疗法,因为这种治疗的一个目的是对参与者进行成对神经认知训练,以促进学习动力、参与度和初级社交能力。虽然他们的年龄不同,临床医生仔细考虑后决定让拉里和阿拉夫组对进行神经认知训练。神经心理学测试显示,两者都有较高的智商分数(110～120 分),但在处理速度和警觉性方面存在严重缺陷。他们都热爱棒球,拉里年轻的时候曾经上过大学。阿拉夫在动力方面严重受损,而拉里则表现为较为混乱的认知形式。临床医生在对参与者进行组队训练时,智力、认知障碍、兴趣和背景经历都是应该考虑的因素。最终,临床医生应该决定什么样的人可能成为组队成功,避免将两个具有相同认知形式的人(如行为紊乱)组成一对,因为这会增加训练过程中不同阶段的管理及推进难度。

训练模块开始时,临床医生提醒拉里和阿拉夫即将进行 ORM 中的"时间估计"认知练习。医生解释说这个项目是为了帮助他们保持警觉,然后简要讨论了警觉性在他们各自目标中的作用。对于拉里来说,教练解释训练可以帮助他专注于工作,照看动物收容所里的那些小狗。阿拉夫评论说,他也明白在课堂上保持警觉,将有助于他在课堂上记录笔记和理解讲座的内容。这些讨论有助于他们在训练基本认知能力、最终支持的行为技能,以及个人目标之间建立起联系,且是必不可少的。

拉里感觉能胜任这项任务,并自愿开始这一轮的时间估计训练。阿拉夫拿起拉里的记分表,坐在拉里旁边的电脑前,这样他就可以在拉里练习时帮助其记分。临床医生告知拉里开始，随着练习的进行，拉里努力使自己的注意力集中在时钟的指针上(图5-1)。阿拉夫给予了一些鼓励，他说:"别担心，拉里，你可以的!"尽管有鼓励的话语，拉里还是感到太兴奋了而无法集中注意力。临床医生此时进行干预，对拉里遇到的困难给予评论，并对他的努力进行积极强化。"拉里，你已经很努力了。不过我注意到你有些吃力。你能想出什么策略来帮助自己保持专注吗?"拉里回想起上一轮训练时他也经历过类似的经历，他记得在开始训练之前停下来深呼吸似乎有所帮助。"是的，也许我应该像以前那样深呼吸?"临床医生采用苏格拉底式提问:"你为什么认为这会有帮助?"拉里回答说:"我的思想没有集中，深呼吸可以帮助我集中注意力。"临床医生让拉里坐在椅子上，闭上眼睛，用手放在横膈膜下方，做几个缓慢的深呼吸。

在做了几次放松的深呼吸后，拉里回到了练习中，他的第一组试验成功了!临床医生提供的证据表明，深呼吸似乎有助于引导他的注意力。拉里继续训练着，偶尔会努力尝试集中注意力。教练和阿拉夫偶尔会提醒他慢下来，深呼吸并放松。他的表现继续提高，成功地通过了"时间估计"训练的一个等级。

这个案例说明了优化的、基于计算机的认知训练，可能相较于仅仅坐在计算机前反复训练同一练习可以包含更多的内容。合作伙伴的参与，可以将训练从一个孤立的任务，转变为一个社会性的任务，具有赋予权力、给予支持、增强动机的机会。此外，正如这个案例所展示的那样，拉里和阿拉夫正在学习更多的东西，而不仅仅是在时间估计训练中如何停止钟表上不断移动的指针。他们学习注意力和警觉性这些认知领域，不仅是因为神经心理学检查表明他们有这方面的缺陷，以及他们看到这些缺陷在现实生活中给他们所带来的挑战，而且他们想要克服这些挑战，来实现他们参与志愿服务和完成大学学业的目标。此外，拉里和阿拉夫也在学习"压力"在认知中的作用，这通常是影响精神分裂症的一个主要因素。他们还学习了诸如深呼吸之类的应对策略，是如何对表现产生直接影响的。这使得神经认知训练超越了单纯练习的方法，而成为一种促进策略性思维、提高患者对影响认知因素的认识。在随后的个体和团体训练中会讨论这些因素，并完美地与计算机认知训练结合起来，以促进这些组成部分之间的协同作用，加强治疗的可推广性(图5-2)。因此，在精神卫生专业人员的领导下，神经认知训练中的可治疗机会将增加。从业者应注意利用这些机会，最大限度地将计算机化环境中获得的收益转化到日常生活的方方面面。

5.10 以计算机为基础的神经认知训练项目的选择

近年来,随着认知康复领域对计算机化训练的需求不断增加,一个巨大的市场也随之发展而来。现在有越来越多的可用程序,包括基于硬盘驱动器的本地软件、基于网络的计算机程序,以及智能手机和平板电脑上的应用程序(或 APP)。根据不同的临床需要,每个项目都有其独特的优点和缺点;通常情况下,个人用户可能需要不止一个项目来进行相互补充。因此,临床医生必须经常为患者和临床设置做出决定,在各种项目中挑选出最适合的。在选择前最好查阅先前的实证基础,找到对目标人群有益处的软件。同时,还需要牢记决定认知增强项目成功的基础理论和实践框架(见第 3 章)。简言之,这些因素包括成本、可用性、可扩展性、可用练习的范围、动机因素以及对生活环境的适用性。表 5-1 概述了一种推荐的方法,以评估基于计算机的认知增强项目。

表 5-1 需要评估的项目特征,以确定基于计算机的
认知训练项目在临床环境中的适用性

项 目 特 征

1. 该项目是否在目标人群中建立了证据库?
2. 该项目是否提供针对患者需要改进的认知领域的练习?
3. 该项目是否可调整,以适应患者的独特特征?(如年龄、智力水平、语言)
4. 这些练习是否与现实生活情境相结合?
5. 练习是否提供了针对不同背景的内容?
6. 这些练习是否从基本的认知功能(如声音辨别)开始,然后进入更复杂的认知功能?
7. 是否提供提升表现的建议(如策略性建议、组块分析)?
8. 这些练习有趣吗?
9. 项目是否能提供对任务表现的即时反馈?
10. 是否提供了总结性评价,并随时跟踪总体进展?
11. 是否根据表现情况有相应的奖励和积分?
12. 参加者可否自行决定练习的种类及难度?
13. 练习难度是否能自动调整到能力相适应的水平?
14. 练习是否对积极的表现(祝贺语)和消极的表现(支持和安慰)提供了适当的反馈?
15. 项目是否根据用户反馈定期更新?
16. 这个项目允许治疗师参与吗?
17. 项目的价格合理吗?
18. 该项目可在多种平台上使用吗?(如 CD、基于网络、平板电脑及智能手机)

5.11 总结

- 基于计算机的方法,训练神经认知领域的注意力、记忆和问题解决能力,对于精神分裂症患者是有效的。
- 存在许多不同的训练项目,但只有少数项目被科学地评估过,包括:ORM、PSS CogRehab、Cogpack 和 Posit Science。
- 虽然还需要更多的证据来推广,计算机化的社会认知训练方法正在兴起,特别是面部表情识别的训练。
- 最佳的神经认知训练,会利用每一次治疗机会来促进学习动机,进行心理教育以及推广学习技能。
- 在为特定的患者选择计算机训练项目时,临床医生应该考虑促进认知增强项目成功的几个基本因素(表 5 - 1)。

(郭茜、郑毓鹉,译)

参考文献

[1] Fisher M, Holland C, Merzenich M M, et al. Using neuroplasticity-based auditory training to improve verbal memory in schizophrenia [J]. Am J Psychiatry, 2009, 166(7): 805 - 811.

[2] Hogarty G E, Flesher S, Ulrich R, et al. Cognitive enhancement therapy for schizophrenia: effects of a 2-year randomized trial on cognition and behavior [J]. Arch Gen Psychiatry, 2004, 61(9): 866 - 876.

[3] Eack S M, Hogarty S S, Greenwald D P, et al. Cognitive enhancement therapy in substance misusing schizophrenia: results of an 18-month feasibility trial [J]. Schizophr Res, 2015, 161(2 - 3): 478 - 483.

[4] Bowie C R, McGurk S R, Mausbach B, et al. Combined cognitive remediation and functional skills training for schizophrenia: effects on cognition, functional competence, and real-world behavior [J]. Am J Psychiatry, 2012, 169(7): 710 - 718.

[5] McGurk S R, Mueser K T, Xie H, et al. Cognitive enhancement treatment for people with mental illness who do not respond to supported employment: a randomized controlled trial [J]. Am J Psychiatry, 2015, 172(9): 852 - 861.

[6] Merzenich M M, Jenkins W M, Johnston P, et al. Temporal processing deficits of language-learning impaired children ameliorated by training [J]. Science, 1996, 271(5245): 77 - 81.

[7] Wykes T, Huddy V, Cellard C, et al, A meta-analysis of cognitive remediation for schizophrenia: methodology and effect sizes [J]. Am J Psychiatry, 2011, 168(5): 472 - 485.

[8] Hooker C I, Carol E E, Eisenstein T J, et al. A pilot study of cognitive training in clinical high risk for psychosis: initial evidence of cognitive benefit [J]. Schizophr Res, 2014, 157(1 - 3): 314 - 316.

[9] Reeder C, Huddy V, Cella M, et al. A new generation computerised metacognitive cognitive

remediation programme for schizophrenia (CIRCuiTS)：a randomised controlled trial [J]. Psychol Med，2017，47(15)：2720 – 2730.

[10] Silver H，Goodman C，Knoll G，et al. Brief emotion training improves recognition of facial emotions in chronic schizophrenia. A pilot study [J]. Schizophr Res，2004，128(2)：147 – 154.

[11] Nahum M，Fisher M，Loewy R，et al. A novel，online social cognitive training program for young adults with schizophrenia：a pilot study [J]. Schizophr Res：Cognition，2014，1(1)：e11 – e19.

第6章

认知增强的个体与团体方法

6.1 引言

在过去的 10 余年里，基于计算机的认知训练方法迅猛发展，为我们提供了标准、便携、简单易用的方法用于提高精神分裂症及相关疾病患者的认知能力。然而，最早的认知训练干预形式是在没有计算机辅助的情况下使用纸笔进行认知练习[1]。荟萃分析证据表明，在改善精神分裂症患者的认知方面，基础的纸笔方法与更为先进的计算机化方法具有同等效果。因此，计算机不应作为唯一的或关键的认知矫正治疗元素，而应作为一种传递与标准化认知训练方案的重要工具。虽然基于计算机的干预方式目前很普遍，但重要的是，要认识很多有效的认知训练项目都是利用个体与团体的方法改善社会认知，桥接基于计算机神经认知训练过程中学习到的技巧，并将认知矫正整合到更为广泛的社会心理治疗方案中。

为了改善认知、促进功能康复，个体和团体方法为基于计算机的认知训练项目提供了辅助治疗方法。通过反复进行计算机化的常规练习，以此提高注意力、记忆力和问题解决能力，能有效增强精神分裂症患者多方面的认知。很多临床医生认识到，患者能很好地利用计算机，享受新的治疗机会，并从计算机化训练中获益。然而，他们同时还认识到，基于计算机的方法往往难以提供机会讨论如何获得能力，如何将计算机中学习到的技巧运用于日常环境中，以及如何通过个性化治疗解决患者迫切关心的社交及功能问题。即使运用最有效、最专业的自动计算机化训练项目，我们仍然需要与患者谈论他们的目标、挑战和训练进度。而个体化的、一对一的会谈特别有助于处理这些问题。

众所周知，大多数精神分裂症患者会经历认知挑战，但在损伤的确切领域方面存在高度的异质性。有些患者可能在组织和工作记忆方面存在很大困

难,而另一些患者可能表现为精神耐力困难和处理速度缓慢。2004 年,
Hogarty 团队[2]引入了"认知风格"的概念,以此识别这种多样性,并帮助临床
医生针对患者的特定风格进行个性化治疗。针对特定患者最严重的损伤领
域,与患者的单独会谈有助于制定治疗信息与计算机化的训练。例如,在认知
增强治疗(CET)中,具有无动机认知风格的人经常会与他们的临床医生单独
会谈,讨论这种风格在适应功能方面的挑战,并将计算机化认知训练导向这种
风格特有的信息处理缺陷,包括动力缺乏、处理速度与精神耐力下降,以及规
划困难。个体会谈不仅有助于针对患者的特定能力制定认知训练,还提供了
空间与机会讨论如何将认知矫正中获得的技巧运用在日常生活中,以提高就
业、人际关系以及学业等。

　　基于团体的方法也是认知训练项目的一个常见组成部分,尤其是那些寻
求增强社会认知的项目。基于计算机的增强社会认知的方法正在兴起(见第 5
章),但人们仍然关心如何能够将技能运用到现实世界的社交情景中。然而,
团体设置是一种强大的社交情境,在很多方面接近现实世界,包括实时与他人
互动、从观察中学习、对即兴的社会交流做出回应、处理与他人互动时出现的
焦虑。因此,很多认知矫正方法都包含基于团体的组成部分,以改善社会认
知,如认知增强治疗。研究表明,将认知增强治疗加入基于计算机的神经认知
训练对功能康复有额外的益处[3]。不以社会认知为重点的项目也经常采用基
于团体的干预措施。将在计算机化训练中学习到的技能桥接到日常生活中,
类似于个体方法,但采用的是团体形式,比个体治疗更为有效,也为社会化提
供了更多的机会。本章将回顾几种主要的基于个体与团体的精神分裂症认知
矫正方法,并讨论它们增强社会认知,以及转化在基本认知训练中学习到的技
能的方法(表 6-1)。

表 6-1　基于个体与团体的认知训练方法概述

治　　疗	概　　　　述
综合心理治疗[1]	综合的、基于团体的神经认知与社会认知训练,侧重于改善认知分化、社会感知、言语交流、社交技能和人际问题解决
认知增强治疗[2]	认知矫正的发展性方法,整合了基于计算机的注意力、记忆力和解决问题的神经认知训练与基于团体的社会认知训练
工作思维能力[4]	整合计算机化认知矫正与个体化就业支援,以解决限制职业功能的神经认知因素,并促进竞争性就业

（续表）

治　　疗	概　　　　述
社会认知与互动训练[5]	基于团体的社会认知训练项目,侧重于加强情绪感知、精准的因果归因和心智理论
神经心理学教育矫正方法[6]	兼收并蓄、灵活的基于团体的方法,整合计算机化的神经认知训练与桥联团体,旨在促进学习技能转化应用于日常生活
社会认知技能训练[7]	基于团体的社会认知训练项目,是在之前基于计算机和基于团体的方法基础上发展起来的,侧重于改善情绪感知、社会感知、心智理论和准确的因果归因
认知矫正与功能适应技能训练[8]	整合计算机化的认知矫正与基于团体的行为技能培训,旨在改善药物管理、社交和独立的生活技能

6.2　综合心理治疗(1980—1994)

　　综合心理治疗(integrated psychological therapy，IPT)是最早、研究最充分的基于团体的精神分裂症认知矫正方法之一。IPT 最初由 Brenner 及其同事在德国开发[9]，是一种综合性的认知矫正干预措施。它整合了基于团体的

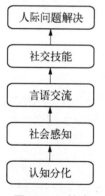

神经认知训练与基于团体的社会认知、社交技能,以及人际问题解决能力训练。IPT 可能是迄今为止最全面的认知矫正模型之一,旨在解决形成并维持精神分裂症社会功能不良的神经认知和社会认知挑战。IPT 采用自下而上的分层方法,通过 5 个综合治疗组件或子项目解决社会功能问题(图 6 - 1)。

　　这些治疗组件首先着眼于基本的神经认知能力,即认知分化。IPT 中的神经认知训练是基于团体的,而不是计算机化的。与当今许多基于计算机的训练和实践方法不同,IPT较少关注认知任务的重复,而是更多地关注策略规划和问题解决。IPT 类似于计算机化项目中自动化训练的基本认知练习,用于 5～7 位患者的小组,小组成员一起合作,确认患者能够成功地完成练习的策略。例如,患者可能会拿到一系

图 6 - 1　综合心理治疗的层次结构及其组成部分

列索引卡片,并要求根据卡片的特定属性进行分类,类似于威斯康星卡片分类测验,或者可能会引入单词问题,如同义词或反义词练习,帮助患者发展对广泛概念范畴的理解。小组成员协同工作、相互学习,制定解决方案的策略,并

建构基本的神经认知能力。

　　IPT 的第二个组成部分是社会感知中的社会认知训练，即精准识别和编码社会信息的能力。这部分强调区分相关的社会信息和与社会理解无关的环境干扰，并通过 30～60 分钟的小组培训课程进行训练。与神经认知训练类似，社会感知训练以解决小组中的认知练习为中心。但在这种情况下，主要是社交性的练习。例如，在团体治疗期间，通过一系列幻灯片向患者介绍一个社交故事，并要求他们从这些社交场景中识别实际的和可观察到的信息。随着训练的进展，场景中包含更复杂、模糊和情绪性的信息，精准地描述这些信息需要更强的社会感知能力。区分事实与解释是社会感知训练中关注的一个关键策略，因为一再证明精神分裂症患者会"妄下定论"，尤其是当刺激模棱两可时[10]。个体对社交场景的解释会作为一个整体进行讨论，强调对现实的检查，并避免出现超出现有事实的解释。通过这种方式，患者的社会感知技能得以提高，能够识别社交情境中的相关信息，并且不会过度解释和得出与现实不符的结论。

　　在社会感知训练后，IPT 建立在神经认知和社会认知能力的基础上，并开始着重改善言语交流。IPT 认为神经认知和社会感知训练是言语交流、社交技能以及问题解决等高阶训练的必要认知前提。在言语交流培训中，患者专注于提高自身对他人言语的关注，以及使用交互性对话。团体练习最初注重于参与和重复在对话中呈现的信息，然后强调患者之间的相互交流，期间小组成员在"听与说"过程中学习交换意见，这是交互式人际交往的特征。以询问适当问题维持对话的基本社交技能训练，也能促进持续的互动和交流。最后，IPT 的后两个治疗组成部分，社交技能训练和人际问题解决，继续在团体模式中实施更为传统的行为技能训练干预。社交技能训练依赖于精神分裂症治疗文献中的既定方法，并以语言沟通技巧为基础，通过行为演练、观察、建模和角色扮演来提高独立生活、职业和人际交往能力。人际问题解决训练利用传统的问题解决方法，但强调对不同解决方案的认知分析，并使用在之前社交场合中成功运用的知识。

　　IPT 治疗的组成部分以自下而上的分层方式提供。因此，将首先引入神经认知训练，以解决社会感知和其他训练所需的注意力和其他基本认知资源。在神经认知训练之后进行社会感知训练，以支持言语交流、社交技能和人际问题解决训练。这些组成部分的训练通常会进行 12～18 周，由于其连续性和层次性，IPT 被认为是一种自下而上的认知矫正方法。一项对精神分裂症 IPT

研究的荟萃分析表明,这种方法能显著地、中等程度地改善神经认知、症状学以及社会心理功能[11]。

6.3 认知增强治疗(2004)

认知增强治疗是一种为期 18 个月的发展性治疗方法,用于矫正限制精神分裂症功能康复的社会与非社会认知缺陷。此疗法的灵感来自 IPT,尤其是Brenner 及其同事的早期洞察,他们认识到团体模式的力量以及神经认知与社会认知障碍在预测功能残疾方面的重要性。在认知增强治疗中,与精神分裂症相关的认知障碍被认为是源于神经发育障碍。认知增强治疗的主要目的是通过提供丰富的环境与次级社会化体验"快速启动"认知发展。Hogarty 及其同事在精神分裂症的神经心理学文献中了解到,患者的许多表现特征与健康儿童相似。具有这种情况的个体通常以一贯的方式处理信息,难以选择替代性的问题解决策略,并且在社交场合中不考虑他人的观点。这些与儿童期的认知特征相似,Hogarty 及其同事假设通过有针对性的认知练习和次级社会化体验可以改善与这种情况相关的明显发育停滞。

在为期 18 个月的课程中,认知增强治疗整合了 60 小时基于计算机化的注意力、记忆力和问题解决能力的训练,以及 45 次结构化的社会-认知团体治疗。神经认知训练利用定向治疗模块进行注意力训练[12],而 PSS CogRehab组件则用于记忆和问题解决的训练(见第 5 章)。与大多数计算机化的认知增强方法不同,认知增强治疗中的神经认知训练是在治疗师或教练的帮助下成对进行的(图 6-2)。当一个参与者正在进行认知练习时,配对的参与者为其伙伴记录分数,并在训练过程中提供支持和鼓励。这对参与者在 1 小时的课程训练中,在记录分数和完成认知练习之间轮换角色。在课程中,会有 5 分钟的休息时间来放松,并促进 2 名参与者之间的交流。

认知增强治疗神经认知训练中的治疗师或教练介绍新的认知练习,并设置当天的训练内容,帮助参与者战略性地思考如何高效地解决练习中出现的问题,并将社会认知团体中的概念整合到神经认知训练中。因为认知增强治疗中的神经认知训练是在教练的帮助下成对进行的,所以它类似于一个小型团体。这种结构具有许多显著的优点,因为它提供了许多社会化和使用社会认知的机会,增强了患者治疗参与度和动机,并建立两个患者和教练之间的熟

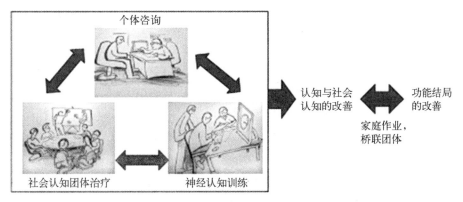

图 6-2　整合基于个体、团体和计算机的认知增强方法

悉程度,而教练最终将成为更大的社会认知团体的一部分。我们的研究也有一些证据表明,神经认知训练中的同伴社会化成分可能有益于提高认知的某些方面能力,如注意力。教练的加入也是计算机化培训的一项创新。将培训从重复的训练与实践方法转变为更具策略性的方法,并促进获得一般认知能力,可超越指定的训练场合应用于日常生活中许多不同的问题。教练还必须提供指导和支持,促进参与者之间的社会化以及将社会认知团体中学到的策略应用于神经认知训练。图 6-2 说明了基于计算机的神经认知训练、个体辅导训练和团体治疗在促进认知增强方面的协同作用。

　　认知增强治疗中的神经认知训练以自下而上的分层方式进行,类似于IPT。注意力和处理速度是训练的首要目标,利用定向治疗模块的练习以提高警惕性和快速决策能力、抑制无关刺激,并在听觉和视觉模式之间转移注意力。在注意力训练之后,增强记忆的重点是使用连续的、延迟的、空间的、视觉的、听觉的和言语记忆的程序,培养一种图式化或分类能力、认知灵活性、抽象态度和执行(决策)功能,这些程序包含在 PSS CogReha 套件中。策略训练的目标在于帮助患者培养一种对抽象原则的精准判断力。这些抽象原则是工作记忆训练的基础,而不是依赖于逐字逐句、陈述或死记硬背的记忆技巧。社会认知团体中引入的认知增强治疗关键概念,如内部应对、工作记忆、理解要点、前瞻性和认知灵活性,在记忆训练中得到加强。最后,在执行 PSS CogRehab 套件中各种基于计算机的问题解决任务时,问题解决训练结合了社会认知团体课程的讨论和认知增强治疗关键概念的应用(如内部应对、主旨性及前瞻性等)。问题解决训练专门针对分析逻辑,努力执行功能、策略性和前瞻性规划。这些逐级推进的神经认知活动,通过与认知增强治疗小型团体的社会认知训练组件的无缝整合,被用来提高基本信息处理能力,并支持高阶社会认知功能的发展。

近3个月的注意力神经认知训练后,3~4名参与者和他们的教练一起组成了一个小型的社会认知团体。这些团体是认知增强治疗项目的核心,主要关注获取成人社会重要事件的视角选择、社会情境评估和成人社会认知的其他方面。共有45个1.5小时的社交认知团体训练,涵盖了认知增强治疗团体课程的3个模块。每个小组包含相关的心理教育讲座、家庭作业和组内练习。第一个模块(基本概念)介绍了精神分裂症及其管理的基本概念、压力在疾病中的作用和调节、药物的重要性、如何确定交流的要点或"主旨"、改善工作记忆和动机的方法,以及提高认知灵活性的途径。第二个模块(社会认知)旨在获取关键的社会认知能力(如视角选择、前瞻性、社会情境评估、情感识别和其他支持性的非语言线索),并鼓励患者开始在日常社交互动中运用这些原则。第三个模块(认知增强治疗应用)侧重于社会认知收益在日常生活中的应用和推广,包括人际关系和职业领域(表6-2)。

表6-2　CET: 基于计算机与团体的整合式精神分裂症认知矫正方法的说明[14]

组成部分(时间轴)	描　　述
神经认知训练	
注意力训练(0~4个月)	基于计算机的练习,通过定向治疗模块提高处理速度、维持认知单元的能力和保持注意力
记忆力训练(5~11个月)	基于计算机的练习,通过 PSS CogRehab 改善工作记忆、信息的策略性编码以及补偿性记忆辅助工具的使用
问题解决训练(12~18个月)	基于计算机的训练,通过 PSS CogRehab 提升规划能力、认知灵活性以及推理和逻辑能力
社会认知团体训练	
基本概念(4~8个月)	主要关注理解和应对精神分裂症、CET 的定位与 CET 的组成部分,初步的康复计划、动机、使用主旨性思维、改善记忆力和认知灵活性
社会认知(9~14个月)	主要关注社会情境中的明智行为、社会情境评估、视角选择、阅读非语言线索、情绪温度测量和社会认知的其他重要方面
CET 应用(15~18个月)	主要关注将 CET 推广到新情境,克服使用 CET 的障碍,并使用 CET 应对常见的社会困境,建立社会关系,开展有意义的活动

注　时间轴为估算值,旨在说明 CET(认知增强治疗)实施期间各治疗组件的时间安排。

每个 1.5 小时的社会认知团体训练都是高度结构化的,包含了一些可预测元素,便于构建小组,并有助于组内成员熟悉并适应该结构。一般来说,典型的训练课程包括:① 一场欢迎仪式,介绍当天的议程;② 由小组成员主持的家庭作业演示,以回顾和应用在前 1 周的心理教育讲座中学到的内容;③ 认知练习,通常安排两个小组成员组队;④ 所有小组成员和教练关于练习表现的反馈意见;⑤ 一个心理教育的讲座,每个患者都要交一份总结报告,并根据讲座为下一次训练布置新的家庭作业。组内认知和社会认知练习,包括从分类练习到使用认知增强治疗策略帮助朋友解决社交问题,再到制作出含有信息发送者和接收者观点的简要的信息。表 6 - 3 提供了这些认知增强治疗练习的示例。[13]

表 6 - 3　认知增强治疗(CET)中的团体练习示例

练　习	描　述
神经认知训练	
分类	将单词分类;然后将同一组单词重新排序为一组新的类别
原声摘要	从报纸社论中提取主要观点(主旨)和次要观点。采取作者的观点并参与其中? 关于问题正反两方面的辩论
自我介绍	在小组中做一个简短的自我介绍,使用结构化概述描述自己看重的品质
简明的信息	向接收人发送一则简要的信息,让接收人以预期的方式做出反应
使用 CET 帮助朋友	使用在 CET 中学到的策略回应一个在社会认知方面有困难的朋友

案例研究 6 - 1

迈克尔是一名 30 岁的大学辍业生,在大学期间患上精神分裂症后一直努力重返校园。杰伊 25 岁,高中毕业后患上了分裂情感性精神障碍,非常想结识更多朋友。两人都面临着相当大的人际关系困难。迈克尔很难在对话中组织他想说的话并记住讨论的主题。杰伊非常害羞,自从发病后,他几乎完全退出了社交。在本周的认知增强治疗中,轮到他们一起进行团体内的社会认知练习——“简要信息”环节。本周的简要信息名为“机场”,迈克尔和杰伊读到一个社交场景:儿子正在机场送他的父亲。他们还有一些时间,决定在机场的一家餐厅吃点东西。在回家的路上,儿子接到机场餐厅的电话,告诉他,他父亲把钱包忘在那里了。机场非常繁忙,餐厅要在整个机场发送页面通知,告知父亲需要在登机前领取钱包。由于公告是通过公共广播系统发送的,因此内容需要简短。儿子需要组织一条 10 个字的消息,以便让他的父亲在航班离开前迅速采取行动。

迈克尔和杰伊一起阅读到这个场景之后,他们走到团体的前面,在白板上画了 10 条横线。团体的教练解释说:"他们的首要任务是确定场景中出现的问题。"团队一起讨论了 1 分钟,迈克尔脱口而出:"他必须把他的钱包给他爸爸!"杰伊同意,但教练问:"儿子需要直接把钱包给他爸爸吗?"杰伊低着头,有点心不在焉。迈克尔肯定地说:"是的!"然后教练问杰伊:"你同意吗?"杰伊抬起头说道:"他需要告诉他爸爸去拿钱包。""很棒!"教练回答说,并确认问题在于儿子需要向父亲发送信息以拿到他的钱包。然后,教练解释说他们的下一个任务是确定信息发送者和接收者。"在这种情况下,谁是信息的发送者,谁是信息的接收者?"教练问道。杰伊表示,儿子需要将信息发送给他的父亲。"在这种情况下儿子的观点是什么?"教练问。迈克尔表示:"杰伊只是说,他需要向他的父亲发送信息!""非常正确!"教练指出:"但他有什么想法和感受?"团队被这个问题难住了,显然很难理解儿子的观点。迈克尔说:"他可能很担心——如果他的父亲没有钱去旅行怎么办?""太棒了!"教练说,给予积极的强化。然后,教练提醒团体一起讨论,并让迈克尔和他的搭档杰伊一起校验,他认为儿子的观点可能是什么? 杰伊更加挣扎,教练问:"儿子想要在他的信息中传达什么? 他想从这种情况中得到什么?"杰伊明白了:"他想让他的父亲回到餐厅拿钱包!""完全正确!"教练回答。了解儿子的观点之后,团体继续讨论父亲的观点,以及他可能需要在短信中听到的内容,以便在他的航班离开之前返回餐厅。

既然团队已经找到了需要解决的问题,并且了解了信息的发送者和接收者的观点,那么就可以开始制作通过对讲机发送的 10 个字的页面信息了。迈克尔经常是第一个发言的人,他提供的信息冗长且令人费解,远远超出了 10 个字的限制。教练没有介入,而是要求他与他的搭档一起检查他的想法。杰伊说:"嗯,这听起来不错,但是有点长。"迈克尔冲到白板前,试图在空白的地方写下他的陈述,最终意识到它比想象的更难。他试图提出第二个声明,但篇幅更长,重点更少。

教练问杰伊,"你觉得怎么样?"杰伊提出了重要的观点:"好吧,我们首先要说出接收信息者的名字。""好的,迈克尔,擦掉你刚写的信息,听杰伊的,他有一个很好的观点",教练回答。迈克尔同意了,并以父亲的名字"麦克萨克斯"开始发表声明,并补充说:"在你登机前,立即到餐厅拿你的钱包。"教练问:"这个声明有多长?"杰伊和迈克尔都认为它太长了,于是他们把它缩短为"麦克萨克斯博士立即到餐厅拿你的钱包"。

　　然后,教练要求参与者考虑是否应该向整个机场宣布那里有个钱包。和许多患有精神分裂症谱系障碍的患者一样,杰伊和迈克尔忽略了繁忙机场的社会环境,许多人可能对这样的钱包感兴趣。参与者还忽略了一个事实,那就是机场通常有很多餐厅,需要更多关于保留丢失物品的具体餐厅的信息。通过一些团队合作和指导,迈克尔和杰伊将他们的信息改为"麦克萨克斯先生立即前往蓝天使餐厅拿取失物",并成功解决了这个问题。团体给他们报以掌声,然后未参与的团体成员和教练针对参与者对这项练习的知识、情感和社会挑战的处理提供反馈。

　　这些练习通常涉及两个团体成员,而其余成员观察并准备有关练习表现的结构化反馈。上述迈克尔和杰伊的案例说明了使用团体内练习的社会认知训练过程,以及认知增强治疗中社会认知训练的整合性,其中许多能力都是在单一的练习中围绕一个真实的社会情境进行训练的。在这项特定的练习中,观点采择能力对于编写一个能够解决问题,并使接受者采取相应行动的信息至关重要,但社会情境评估以及主旨性在编写简短信息时同样重要。团队合作也是必不可少的,就像很多其他认知增强治疗练习一样,简明信息练习提供了充分的机会来练习团队合作、在小组面前展示,以及处理在练习过程中出现的压力与社交焦虑。

　　除了神经认知和社会认知训练之外,认知增强治疗也通过患者和教练每周一对一的会面,使用个体训练,根据他或她的特定目标进行个性化治疗。教练与患者一起确定与认知增强相关的目标,并将更广泛的功能目标与他们正在经历的认知挑战联系起来,比如注意力困难与完成学校课程问题。这些目标将被纳入康复计划,以确定主要目标、问题,以及在认知增强治疗期间要学习和应用的一套策略,以帮助患者实现他们的目标。尽管认知增强治疗是一种基于团体的治疗方法,但通过这种方式,每名患者都有一种根据特定的需求和目标量身定制的个性化的康复方法。

　　认知增强治疗的疗效已在慢性和早期精神分裂症患者的临床试验中得到

证实,并且该项目已被美国政府认可为一个循证实践。认知增强治疗能显著改善神经认知和社会认知,并达到中至高等效应量,也能显著提高患者的功能(图6-3)。

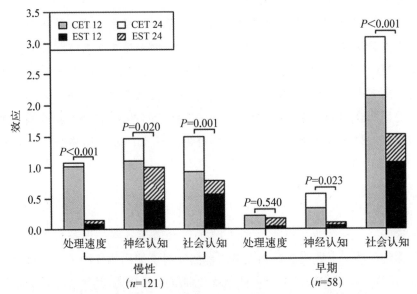

图6-3 认知增强治疗(CET)在慢性和早期精神分裂症中的效应大小[2,14]

在最近的一项对照试验中,接受认知增强治疗治疗的早期精神分裂症患者比未接受过认知增强治疗的患者更有可能获得有竞争性的工作(54% *vs* 18%)。尽管大多数试验排除了有共病成瘾问题的个体,但最近的一项研究表明,对于精神分裂症合并大麻和(或)酒精使用问题的患者来说,认知增强治疗是可行并且可能是有效的。最后,早期采取认知增强治疗具有神经保护效应,既能防止与精神分裂症认知障碍相关的灰质丢失,又能加强相关的前额皮质网络功能,强调认知增强治疗是通过神经生物学机制达到促进认知的效应。

6.4 社会认知和交互培训(2005)

社会认知和交互训练(social cognition and interaction training,SCIT)是另一种基于团体的社会认知训练项目,侧重于改善情绪感知、因果归因和心智理论,这3个社会认知领域曾多次被证明在精神分裂症患者中存在缺陷。与认知增强治疗一样,SCIT 是指南驱动的,团体治疗结构严谨,有一个介绍性的"报到",随即是家庭作业回顾、团体内的社交认知练习,然后是布置家庭作业,有助于练习应用所学技能。团体治疗通常每周进行 50 分钟,为期 18~24 周。在团体中进行的社会认知练习旨在围绕社会认知的一个特别相关的方面(如妄下定论)拓展知识,并通过实践和观察来加强这种能力。这些练习通常包括分析社交刺激,以增强对相关和精准信息的检测,如识别和定义面部表情或从社交场景中进行心理推理。失态的视频演示也被用来学习社会认知的各个方面,以及社会认知谬误对人际关系的影响。使用 HBO 特制节目"遏制你对拉里·戴维的热情"就是一个特别创新的例子。其他练习本质上更多的是关于问题解决,要求参与者识别具有挑战性的社交情境,团体治疗师通过对情境的社会分析(如识别所涉及的人的感受、区分事实和推论)与可能的解决方案来指导患者(图 6-3)。

在整个治疗过程中,SCIT 包含 3 个不同的阶段,分别关注情绪训练、分析情境和整合。情绪训练教导患者了解不同的基本情绪、如何进行面部识别,以及他们如何影响和被社交情境影响。治疗师采用视觉辅助工具(如人的照片)和讲述式教学进行技能培训,并向患者介绍基于计算机的情绪感知训练方法(见第 5 章)。然而,除了传统的情绪感知训练之外,SCIT 还介绍了猜疑的概念,以及患者如何使用社交线索,避免妄下结论,以确定有根据和无根据的猜疑。

SCIT 的第二阶段是分析情境,旨在解决认知灵活性缺陷、妄下结论,以及精神分裂症特有的归因方式功能失调的其他方面。团体成员对事实和"社交猜测"之间的区别变得敏感,并与治疗师合作,真实地解释模棱两可的情况,避免过早地下结论。在一项练习中,要求患者独立地观察照片,并列出其中的事实与猜测,然后与组内其他成员比较列表内容,这突显出被视为事实的可变性及其共性,这一共性证明从图片中选择事实是合理的。另一个练习类似于游戏"20 个问题",其中提出问题多的会获得积分奖励,目的是为了减少患者妄下定论,并帮助患者提高对歧义的容忍度。

SCIT 的最后一个阶段是整合,侧重于将从团体中学习到的技巧和能力应用到日常生活中。团体成员介绍外面真实的社会问题,然后团体进一步分析问题,并基于识别情绪、区分事实与猜测、避免妄下定论,以及了解社交情境,确定解决方案。在不确定的情况下,患者可以通过询问其他组内成员、治疗师或实际情境中的人进行确认。角色扮演还用于帮助练习不同解决方案的反应和可能的结果。即使团体成员没有提出社会问题或者提出的问题对他们个人并不适用，也要注意确保所有成员都参与问题解决的过程，以便他们有机会练习在 SCIT 中学到的社会认知能力。

　　SCIT 改善社会认知和功能的疗效已在精神分裂症住院患者和门诊患者有关的几项初步对照试验中得到了评估。2007 年，在一项针对 28 名精神分裂症住院患者的研究中，Combs 及其同事发现，与应对技能对照条件相比，接受 SCIT 治疗的患者在情绪感知、心智理论、归因方式和认知灵活性方面改善显著[15]。一项针对 31 名精神分裂症门诊患者的研究表明，使用基于表现的评估可以显著改善患者的情绪感知和社交技能。然而，正如之前在住院患者研究中观察到的，这种方法对心智理论和归因方式的影响并不显著。最近一项针对 66 名精神分裂症门诊患者的随机对照试验，重复了以前观察到的对情绪感知、社交技能和归因方式的有利影响。此外，有研究发现 SCIT 还有益于改善患者的症状，尤其是阴性症状和一般精神病理性症状。虽然以往研究均显示患者的社交技能得到了显著提高，但 SCIT 改善功能的证据比较有限，可能需要长期随访以确定 SCIT 对更广泛的功能领域的影响。

6.5　认知矫正的神经心理教育方法（2009）

　　认知矫正的神经心理教育方法（neuropsychological educational approach to remediation，NEAR）是一种折中的、个体化的认知矫正干预措施，为包括精神分裂症在内的各种精神疾病的患者而开发。该方法是完全基于团体的，在灵活的课程中不仅提供计算机化认知训练，还基于团体将认知技能桥接到日常功能结局。计算机化训练采取团体设置，由 3～9 名患者组成的团体聚集在一组计算机工作站，在 1 名临床医生的协助下完成各种认知练习。与大多数其他基于计算机和团体的认知治疗方法不同，NEAR 并没有规定一套特定的计算机程序在康复期使用，而是利用了对患者有益的相关商业化开源软件程序。为了便于在 NEAR 方法中使用，计算机程序必须涉及并针对神经心理缺陷，而 NEAR 的独特之处在于，它容许一个不断发展的计算机化认知治疗领域。鉴于当前存在许多用于增强各种人群认知能力的软件程序，在计算机化训练中使用开放式课程具有明显的优势，并利于 NEAR 使用针对某些神经认知障碍的最新开源软件。

认知训练是建立在一个三段式课程的基础上,聚焦于基础、中级和高级认知技能。在基础阶段,训练目标是注意力或工作记忆中的低阶能力,使用相对较低的难度设置,即使受损较多的患者也能完成。这一阶段为患者介绍认知矫正的价值,并为他们进行更高级的高阶训练做好准备。在中级阶段,任务难度增加,认知练习开始解决更复杂的能力,有时远高于当前目标(如概念形成)。最后,高级阶段的高阶认知能力是基于复杂的问题解决和其他领域得以解决,而且认知练习通常依赖于多种认知能力。若任务要求与任务难度很高,练习的目标可能需要多次训练才能完成。这 3 个阶段代表了 NEAR 的"构建模块",用于制定治疗计划并指导整个干预过程中计算机化训练进程。秉持其个体化和灵活性的治疗观点,NEAR 允许患者根据自己的优势和需求,按照自己的进度完成这 3 个认知增强的构建模块,从而形成了一种实用的、适应多种环境、适合广泛患者群体的阶段式认知治疗方法。

NEAR 的计算机化训练组件与桥接团体相结合,有利于患者将学习到的认知能力应用于日常生活,进而促进日常功能的改善。桥接团体由少数患者组成,采用讨论和组内练习的方式将认知能力与功能目标联系起来,实践习得的技能,并为它们在临床设置之外的推广做好准备。通过讨论特定的认知能力,如注意力,以及它们在日常生活各方面的重要性,帮助患者理解他们正在学习的技能的意义。使用这种方法和其他方法可以促进患者的动机,Medalia 及其同事是将增强动机的方法纳入治疗方法的先驱。组内练习还提供了实践认知技能的机会,并将其应用于常见的现实场景,如烹饪、创建日历和维护日程安排。将这些练习组织为具有更大功能目标的团体项目(如组织聚餐),需要多种认知能力来完成,如注意力、计划和问题解决能力。尽管这种方法并不是专门针对社会认知,但也涵盖了一些有关神经认知能力对人际关系和社交能力影响的讨论。

NEAR 的独特之处在于,在计算机化训练和桥接团体训练的过程中使用同伴领导者这一角色。同伴是那些参与 NEAR 时间较长,并且已经通过干预掌握了一些专业知识的患者。因为神经认知训练和桥接团体都是滚动进行的,所以,自然会有些人在这些活动中比其他人更有经验。在某些情况下,这些人会成为同伴领导者,并与新来的人分享他们的学习成果,作为从认知矫正训练中获益的范例,为他们的同伴提供关于疾病管理和功能康复方面的指导。

使用同伴领导者不仅促进了新治疗成员的动机和参与,还增强了同伴领导者的自信与社交技能。

已有几项研究评估了 NEAR 在精神分裂症和其他严重精神疾病患者中的疗效,其中一些研究规模较小,且尚未在同行评审文献中发表。在对认知影响上,主要观察了注意力和处理速度。NEAR 对功能结局影响的相关研究发现,患者在文书工作和工作相关行为的准备程度方面有了显著改善。此外,另一项针对患有严重精神疾病的无家可归者进行的非对照研究发现,参加教育项目和职业实习的人数显著增加。虽然 NEAR 的证据基础的严谨性有时是有限的,但该项目的灵活性使得它在各种研究和社区机构中得到广泛实施[16]。

6.6 社会认知技能训练(2009)

另一种基于团体的方法是社会认知技能训练,不仅关注神经心理康复,还关注社会认知训练。这是一种为期 6~24 周的小型团体治疗,旨在改善情绪感知、心智理论、社会感知,以及意图和事件的正确归因。这种方法建立在 SCIT 干预和情感感知训练项目的基础之上,由 Horan、Green 及其来自加州大学洛杉矶分校的其他同事发展而来。他们已经领导了精神分裂症中神经认知和社会认知功能障碍的具有里程碑意义的研究[17]。

社会认知技能训练也是一种分阶段或模块化的方法,第一阶段侧重于情绪和社会感知训练。在这一阶段会给参与者提供心理教育,关注他们的基本情绪和产生情绪的环境,并检测其言语中的情绪韵律。计算机辅助工具被用来展示面部和语音中的情绪,Wölwer 及其同事开发的情绪感知计算机训练练习则被用于提供面部情绪识别的训练。随后,提供社交线索感知和社交背景评估方面的训练,并使用新材料提供面部表情之外的社会规范教育和非语言手势。此外,还讨论情绪对社交情境中思维和行为的影响,并使用数码照片和电影剪辑来辅助介绍这些概念。社会认知技能训练的第二阶段,侧重于心智理论,并解决归因偏差,特别是妄下定论。提供组内练习和材料,以提高患者理解他人意图的能力,识别偏执如何损害理解的能力,并帮助患者学习如何检验他们的信念证据,类似于精神病认知行为治疗采用的方法。

对精神分裂症门诊患者进行了多项社会认知技能训练的随机对照试验研究。其中,面部情绪感知和情绪管理受到的影响最大,社会认知的这两个领域在精神分裂症患者中明显受损。虽然在治疗完成时观察到患者的社会技能得到了显著改善,但在这些试验中还没有描述对功能结局的影响。这些研究结果表明,无论是单独使用,还是与其他形式的认知疗法相结合,社会认知技能训练可以显著改善各种情绪处理的领域。

6.7　整合模型

针对精神分裂症患者的认知疗法,有许多认知矫正模型旨在整合到更大的社会心理康复和其他基于团体的干预项目中(图 6 - 2)。也许这些模型中研究得最深入的是 McGurk 的工作思维技能项目,它整合了 Cogpak 的计算机化训练(见第 5 章)和其他与就业支持相关的认知矫正干预措施。这种方法利用神经认知训练,采取策略性训练的方法,帮助参与者在进行认知练习过程中,学习更有效地解决问题并完成任务。此外,还提供补偿性训练,帮助患者应对持续的认知挑战。有关工作思维技能短期和长期效应的研究显示,精神分裂症患者在竞争性就业中的表现得到了显著改善。最近一项研究还表明,对于传统就业支持效果不佳的患者,工作思维技能近双倍地增加了他们获得竞争性工作的比例。特别值得注意的是,McGurk 及其同事的研究经常纳入那些共病物质使用的患者,而且其中有更大的比例是少数人种或民族背景,这比认知治疗干预的临床试验提供了更具普遍性的数据。

另一种综合的认知矫正方法来自 Bowie 及其同事的工作,他们整合了基于团体的社会心理干预、功能适应技能训练,以及基于计算机的认知矫正。在这种方法中,Bowie 及其同事在工作思维技能项目的基础上,提供为期 12 周的计算机化认知矫正,然后再给参与者提供为期 12 周的功能适应技能训练。后一种方法最初是为老年精神分裂症患者开发的,采用结构化的团体形式,提供社会和独立生活技能训练,如交通、财务和药物管理等。功能适应技能训练使用高度结构化的团体课程,包括心理教育、家庭作业,以及使用角色扮演的课程实践和行为建模。Bowie 及其同事对精神分裂症门诊患者进行了一项认知矫正、功能适应技能训练,或两者相结合的随机对照试验研究。研究发现,仅在接受综合的认知矫正和功能适应技能训练的患者中观察到功能的显著改善,这与以往的荟萃分析证据一致。荟萃分析证据表明,当认知疗法干预措施被整合进更大的社会心理康复项目时,患者的功能结局有较大的改善。需要提醒的是,围绕认知矫正的治疗方法与认知矫正干预本身同样重要。因此,为了促进精神分裂症的功能恢复,可能需要进行多元素干预。

6.8　精神分裂症认知增强的循证基础

本章及第 5 章,展现了在科学文献中评估过的精神分裂症认知矫正方法可选择性的广阔前景。文献所回顾的所有认知增强方法都至少有一个最小的证据基础,并且有一些方法已经在多个随机对照试验中得到了评估并显示了效用性,如 Posit Science、认知增强治疗和工作思维技能。但在一般情况下,认知增强方法对精神分裂症和相关疾病患者的总体影响如何呢? McGurk 及其同事早期的荟萃分析表明,作为一种折中的方法,认知增强可以显著改善精神分裂症患者的认知和功能结局,特别是整合到更大的社会心理康复项目中,如就业支持、社会认知训练。Wykes 及其同事在 2011 年进行了一项更新的荟萃分析,再次证明了基于计算机、个体和团体的认知增强方法的有效性[18](另见第 8 章和第 9 章)。每项研究的效应量见图 6 - 4。

虽然各项研究的效应量存在相当大的异质性,但该综述的作者普遍发现,认知增强治疗能显著改善精神分裂症患者的认知($d = 0.45$)、功能($d = 0.42$)和症状($d = 0.18$),尽管对症状的影响很小。有趣的是,作者发现该研究的方法学质量并未影响认知训练结果的效应大小。然而,类似于 McGurk 及其同事所观察到的,在认知训练的背景下提供策略式训练和辅助式社会心理康复能显著提高对功能的影响。此外,症状较轻的患者更有可能在治疗中获得更大的认知益处。

特别是在社会认知训练方面,Kurtz 等[19]对 19 项有关精神分裂症的对照试验进行了全面的荟萃分析。研究回顾了各种社会认知增强方法,从基于计算机的方法到基于团体的模型。作者发现,社会认知训练能显著改善患者的情绪感知($d = 0.71$)、心智理论($d = 0.46$)和功能结局($d = 0.78$)。但对社交线索感知和归因方式的影响不显著,可能是由于在治疗过程中涉及该领域的研究数量有限。研究还发现了许多影响治疗效果的调节变量,特别是年轻的患者往往表现出与社会认知训练相关的更大的功能改善。

表 6-4　荟萃分析综述的精神分裂症认知增强方法的效应量[18]

研　究	效应量效应量（95％可信区间）	权重（%）
López-Luengo, Vázquoz (2003)	0.45(−0.36~1.26)	1.9
Olbrich，Mussgay (1990)	0.21(−0.51~0.93)	2.2
Benedict,等(1994)	0.55(−0.14~1.24)	2.3
van der Gaag,等(2002)	0.12(−0.49~0.73)	2.6
Lecardeur,等(2009)	0.01（−0.97~0.99）	1.4
Medalia,等(1998)	0.29(−0.25~0.83)	3.0
Field,等(1997)	0.85(−0.45~2.15)	0.9
Medalia,等(2001)	0.58(−0.07~1.23)	2.4
Medalia,等(2000)	−0.03(−0.68~0.62)	25
Ueland, Rund (2004)	−0.18(−0.97~0.61)	1.9
Twarnley,等(2008)	0.34(−035~1.03)	2.3
Cavallaro,等(2009)	0.23（−0.20~0.66)	3.5
Benedict, Harris (1989)	1.57(0.71~2.43)	1.7
Hodge,等(2010)	0.29(−035~0.93)	2.5
Burda,等(1994)	0.57(0.08~1.06)	3.2
Hadas-Lidor,等(2001)	1.87(1.32~2.42)	2.9
Silverstein,等(2005)	−0.18(−0.89~0.53)	2.2
Meichanbsum, Cameron 1973 study 1	2.35(0.97~3.73)	0.8
Eack,等(2009)	0.60(0.07~1.13)	3.0
Lindenmayer,等(2008)	0.24(−0.21~0.69)	3.4
Hogarty,等(2004)	0.64(0.29~0.99)	4.0
Meichanbaum, Cameron (1973 study 2)	0.93(−0.41~2.27)	0.9
Bell,等(2001—2007)	0.47(0.10~0.84)	3.9
Greig,等(2007)	0.31(−0.19~0.81)	3.1
Wykes,等(2007)	0.13(−0.56~0.82)	2.3
Vauth,等(2005)	0.90(0.38~1.42)	3.0
Bellucci,等(2002)	0.46(−0.23~1.15)	2.3
Hermanutz, Gestrich (1991)	0.46(−0.43~1.35)	1.7
Sartory,等(2005)	0.58(−0.04~1.20)	2.6
Kurtz,等(2007)	0.36(−0.25~0.97)	2.6
McGurk,等(2005)	0.44(−0.16~1.04)	2.7
Penades,等(2006)	1.02（0.29~1.75)	2.2
Wykes,等(1999)	0.20(−0.50~0.90)	2.3
Fisher,等(2009)	0.99(0.44~1.54)	2.9
Wölwer,等(2005)	−0.24(−0.93~0.45)	2.3
Spaulding,等(1999)	0.22(−0.20~0.64)	3.6
Dickinson,等(2010)	0.06(−0.43~0.55)	3.2
Wykes,等(2007)	0.06(−0.38~0.50)	3.5
Overall	0.45(0.31~0.59)	100.0

0

总体而言,这些荟萃分析综述的结果表明,认知增强是一种强有力的循证实践,得到了成熟和多样化的科学文献支持。目前,有超过 40 项有关精神分裂症患者认知训练的随机对照试验,尽管各项研究在方法上存在诸多差异,但总体而言,它们的疗效得到了很好的支持,而且结果表明在促进精神分裂症与相关疾病患者的功能康复方面,使用这些认知治疗方法是一个重要的途径。

6.9　从多种认知增强方法中进行选择

如本章和第 5 章所概述的大量基于计算机、个体和团体的认知增强方法,给临床医生带来了一个问题,即在特定的临床环境下为特定的患者选择哪些治疗项目。虽然在本章中更侧重于我们自己的方法,即认知增强治疗,但我们认为每个项目各有优缺点,最好是根据每一个体的具体情况进行选择,同时牢记第 3 章所概述的成功进行认知增强干预的关键原则。换句话说,很可能没有一种适合所有患者的治疗方法,如何为合适的患者选择合适的治疗方法将在第 10 章中讨论。

6.10　总结

- 针对精神分裂症患者的基于个体与团体的认知训练有多种选择,而且支持其改善认知和功能效果的循证依据正大量涌现。
- 诸多基于团体的干预措施侧重于社会认知,而团体环境似乎是增强社会认知功能结局的有力工具。
- 个体和团体治疗可以为实施个性化方案、从计算机化认知训练中获得的能力提供有效的环境,而且有些人还利用这些环境在认知改善和功能康复之间建立桥梁。
- 认知矫正对精神分裂症患者功能结局最强有力的影响来自整合干预模式,该模式整合了计算机化训练与个体和小型团体方法,以及诸如就业支持等康复方法。
- 认知增强是一项针对精神分裂症的循证实践,得到了大量科学研究的支持。临床医生在了解相关内容后,有大量的认知增强方法可供选择。

（徐丽华、郑毓鹉,译）

参考文献

［ 1 ］ Brenner H, Stramke W, Mewes J, et al. A treatment program, based on training of cognitive and communicative functions, in the rehabilitation of chronic schizophrenic patients (author's translation) ［J］. Der Nervenarzt, 1980,51(2): 106 - 112.

［ 2 ］ Hogarty G E, Flesher S, Ulrich R, et al. Cognitive enhancement therapy for schizophrenia: effects of a 2-year randomized trial on cognition and behavior ［J］. Archives of General Psychiatry, 2004, 61(9): 866 - 876.

［ 3 ］ Mueller D R, Schmidt S J, Roder V. One-year randomized controlled trial and follow-up of integrated neurocognitive therapy for schizophrenia outpatients ［J］. Schizophr Bull, 2015, 41(3): 604 - 616.

［ 4 ］ McGurk S R.Cognitive training and supported employment for persons with severe mental illness: one-year results from a randomized controlled trial ［J］. Schizophr Bull, 2005, 31(4): 898 - 909.

［ 5 ］ Penn D, Roberts D L, Munt E D, et al. A pilot study of social cognition and interaction training (SCIT) for schizophrenia ［J］. Schizophr Res, 2005, 80(2 - 3): 357 - 359.

［ 6 ］ Medalia A, Revheim N, Herlands T. Cognitive Remediation for Psychological Disorders. New York, NY: Oxford University Press, 2009.

［ 7 ］ Horan W P, Kern R S, Shokat-Fadai K, et al. Social cognitive skills training in schizophrenia: an initial efficacy study of stabilized outpatients ［J］. Schizophr Res, 2009,107(1): 47 - 54.

［ 8 ］ Bowie C R, McGurk S R, Mausbach B, et al. Combined cognitive remediation and functional skills training for schizophrenia: effects on cognition, functional competence, and real-world behavior ［J］. Am J Psychiatry,2012,169(7): 710 - 718.

［ 9 ］ Brenner H D, Roder V, Hodel B, et al. Integrated Psychological Therapy for Schizophrenic Patients (IPT). Seattle, WA: Hogrefe & Huber Publishers,1994.

［10］ Moritz S, Woodward T S. Jumping to conclusions in delusional and nondelusional schizophrenic patients ［J］. British Journal of Clinical Psychology, 2005,44(2): 193 - 207.

［11］ Roder V. Integrated Psychological Therapy (IPT) for schizophrenia: is it effective ［J］. Schizophr Bull, 2006, 32(supplement 1): S81 - S93.

［12］ Ben-Yishay Y, Piasetsky E B, Rattok J. A systematic method for ameliorating disorders in basic attention［M］// Meir A L B M J, Diller L: Neuropsychological rehabilitation. New York, NY: Guilford Press,1985.

［13］ Hogarty G E, Greenwald D P. Cognitive enhancement therapy: the training manual ［M］. Pittsburgh, PA: CET Training, LLC, 2006.

［14］ Eack S M, Greenwald D P, Hogarty S S, et al. Cognitive enhancement therapy for early-course schizophrenia: effects of a two-year randomized controlled trial ［J］. Psychiatr Serv, 2009, 60(11): 1468 - 1476.

［15］ Combs D R, Adams S D, Penn D L, et al. Social Cognition and Interaction Training (SCIT) for inpatients with schizophrenia spectrum disorders: Preliminary findings ［J］. Schizophr Res, 2007, 91(1): 112 - 116.

［16］ Keefe R S E, Vinogradov S, Medalia A, et al. Feasibility and pilot efficacy results from the multisite Cognitive Remediation in the Schizophrenia Trials Network (CRSTN) randomized controlled trial ［J］. J Clin Psychiatry, 2012,73(07): 1016 - 1022.

［17］ Wolwer W, Frommann N, Halfmann S, et al. Remediation of impairments in facial affect recognition in schizophrenia: efficacy and specificity of a new training program ［J］. Schizophr Res, 2005,80(2 - 3): 295 - 303.

［18］ Wykes T，Huddy V，Cellard C，et al. A meta-analysis of cognitive remediation for schizophrenia：methodology and effect sizes ［J］. Am J Psychiatry，2011，168(5)：472 - 485.

［19］ Kurtz M M，Richardson C L. Social cognitive training for schizophrenia：a meta-analytic investigation of controlled research ［J］. Schizophr Bull，2011，38(5)：1092 - 1104.

第 7 章

精神药理学方法、认知增强和脑刺激

通过合理使用抗精神病药物和其他治疗精神病的药物来稳定症状是认知增强干预成功的重要先决条件。在本章,将首先阐述精神障碍的精神药理学治疗,然后简要介绍在药物制剂、神经调控和其他一些被证实有潜在改善认知功能方法的知识。

7.1 精神病障碍的药物治疗

抗精神病药物是治疗精神病性障碍的主要药物,可以总结为以下 11 条精神药物治疗的原则: ① 沟通与知情;② 综合评估;③ 协同(共享)决策;④ 综合护理;⑤ 药物的选择;⑥ 正确的剂量和疗程;⑦ 确保依从性;⑧ 应对共病;⑨ 护理的连续性;⑩ 管理不良反应;⑪ 管理治疗抵抗。

7.1.1 沟通和知情

在第 4 章我们已经讨论过"参与"积极治疗联盟的重要性。考虑抗精神病药物和其他药物用于治疗精神分裂症以及相关障碍的明显不良反应(如代谢过程中的不良反应和迟发性运动障碍)的风险。治疗前,在一个合适的时间与患者讨论药物的效益和风险很重要。知情同意和教育也至关重要,知情同意不是一次性的任务,而是一个互动过程,应该给对方很多提问的机会。

7.1.2 综合评估及护理

不幸的是,近年来随着精神病照护的逐步碎片化,以及应对的照护压力和医疗保险报销金额的减少,药物治疗和心理治疗很少会同步进行,更少由相同的临床医生实施,精神科医生"15 分钟的药物核对"已经成为常规,尽管它剥夺了患者进行综合护理管理的机会。为了获得最佳治疗效果,精神科医生和治疗师必须"站在同一战线",最好组成同一个团队,以避免"分开治疗"的问题。

7.1.3　协同护理

已有一些证据表明,共享决策有助于提高治疗效果[2]。对于患者来说有合理的决定能力和良好的治疗联盟尤其珍贵[3]。甚至一些不喜欢自己药物的患者通常也能从自主选择(如药物的类型和剂量)中获益。最有效的几种药物决策通常是联合的,研究逐渐证实共同制定决策在精神分裂症药物依从性和治疗效果中的重要性[4]。当以共同制定决策的方式为基础时,药物(和非药物)治疗是最有效的。在每一次访谈中,临床医生应当询问患者对药物的满意度,以及他(她)是否考虑做一些改变。

大多数时候,讨论主要关于应该吃哪些药物,以及如何减少不良反应和强化疗效。当问题涉及到底要不要服药时,那将是一个很大的挑战。除了一小部分没有服药状况也很好的患者,防止复发的研究一般支持持续用药的重要性。然而,截至目前,我们没有一个很好的方法去预测哪些患者可能会有良好的结局。

和患者关于这个问题的对话可能会有利于:① 关于复发频率现有数据的回顾;② 把家庭成员加入做决定的过程;③ 逐渐减小剂量至最优有效剂量,这将被很多患者接受;④ 与患者形成一个维持治疗的最短疗程,以及可以定期重新做决定的选择;⑤ 在一些案例中,循序渐进地停止进行教育,尽早觉察复发,并制定应急计划,尽快恢复用药。在不依从期间,维持治疗关系很重要。

7.1.4　药物的选择

可能除了氯氮平,大多数抗精神病药物在疗效上有细微的差别。有证据显示,对于首发精神分裂症患者,非典型抗精神病药物相对于第一代(或者"典型")抗精神病药物有一些优势,尽管会受到体重增加和代谢过程中不良反应的影响[5]。非典型或第二代抗精神病药物导致锥体外系的不良反应(如帕金森病和肌张力障碍)可能性更小。这一优势归因于它们能在较低程度的多巴胺能阻滞下产生抗精神病作用(图7-1)。因此,通常基于临床医生和患者希望避免不良反应来选择抗精神病药物(表7-1)。其他需要考虑因素包括以往的治疗反应、患者偏好、给药途径与频率以及成本。

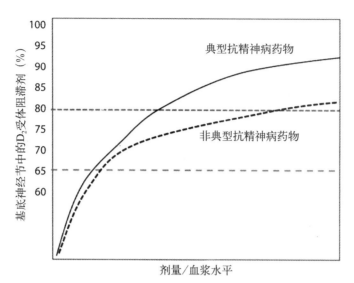

图 7-1　第一代与第二代抗精神病药物的主要区别在于前者（实线）在治疗剂量下产生更高水平的 D_2 受体阻滞剂，导致锥体外系不良反应

注　非典型抗精神病药物以更低水平的 D_2 受体阻滞剂来产生治疗效果

表 7-1　抗精神病药物的优势和劣势

	优　　势	劣　　势
第一代抗精神病药物（如氟哌啶醇、氟奋乃静、替沃噻吨、奋乃静、氯丙嗪、三氟哌啶醇）	对阳性症状有效 体重增加或代谢症状发生风险相对较低 氟哌啶醇在谵妄、妊娠期可使用	锥体外系不良反应，如帕金森病、静坐不能 泌乳素升高、性功能障碍
第二代抗精神病药物（阿立哌唑、氯氮平、奥氮平、喹硫平、利培酮、伊潘立酮、齐拉西酮、鲁拉西酮、阿塞那平、卡利拉嗪、依匹哌唑）	对阳性症状有效 锥体外系不良反应风险相对较低[a] 垂体泌乳素增加相对较少[b]	体重增加[c] 代谢综合征风险增加（虽然并不是所有非典型抗精神病药物都会增高） 昂贵

注　[a] 高剂量利培酮会导致锥体外系不良反应发生频率增加；[b] 利培酮可能会升高泌乳素水平；[c] 氯氮平和奥氮平增加体重更明显

　　治疗抵抗很常见，约占患者的 1/3。治疗抵抗主要是由于误诊、服药依从性差、合并症或者血药浓度不足（如过度吸烟会降低药物的血药浓度）、药物遗传学原因（如快速代谢者药物治疗反应差）。氯氮平对于治疗一些难治的患者有效，因此应及早考虑。

7.1.5　正确的剂量和疗程

大部分患者对 300～700 mg 的氯丙嗪当量(与标准剂量的氯丙嗪相比,抗精神病药物的相对效力)有反应。首发精神分裂症患者对于慢性精神分裂症患者用药量的 50%～60% 就会有反应[6],然而,起始治疗时,最好以低剂量开始,然后缓慢增加。治疗目的是使用最小剂量达到最大治疗效果且不良反应最小化,这也是获得"最小有效剂量"的方法。减小不良反应的可能性将会提高治疗依从性,可改善治疗效果。

急性期有效抗精神病药物剂量需要持续多久? 症状缓解后维持治疗需要多久? 一个足量的治疗需要多久? 最后,治疗能否停止? 这些既是临床医生面对的主要问题,又是患者和家属经常问医生的问题。决定一种抗精神病药物是否有效至少需要 8 周足量的治疗。首发患者的反应率可能会累积增加到4 个月[7]。然而,有些证据显示,前 2 周没有反应的患者中后续治疗可能就是无效的[8]。

重要的是,人们要认识精神疾病是多种多样的,治疗和不治疗的结果有相当大的变异性。一小部分患者在首次发作后缓解,且不需要长期服药[9-10]。然而,大多数患者需要终身治疗。急性期后的缓解阶段,相同的抗精神病药物和有效剂量可能至少要持续 1 年。任何时候中断治疗都会增加复发的风险。目前,我们无法预测哪些患者需要长期治疗,哪些患者在不服药的情况下可能会康复。

7.1.6　确保依从性

在精神分裂症和相关的精神障碍中,不依从的现象很常见,原因有很多,主要与患者(如否认、知识的缺乏)、疾病(如认知障碍、缺乏洞察力、精神疾病)、治疗(如无效、不良反应、服药的成本和不实用)相关。早期识别这些不依从的患者很重要,且管理需基于这些特定的原因进行[11]。长效、持久的药物是非常有用的,对于这些由于不依从可能会复发的患者应尽早考虑使用[12]。尽管对广谱的患者都有效且值得在早期治疗时考虑使用,抗精神病药物长效抑制注射剂(long-acting injectable, LAI)被高度推荐给不依从的患者。LAI 很容易识别出不依从,因为一旦错过一次注射就会很明显。从患者的角度来看,LAI 消除了需记住服药剂量的麻烦;从家属的角度来看,LAI 消除了持续斗争的源头，特别是在患者不愿接受治疗的情况下。

7.1.7　应对共病

在精神分裂症中，共病躯体疾病、物质滥用和抑郁症非常普遍，并且可导致治疗反应和功能恢复的倒退。药物和物质滥用问题可能导致潜在的精神病症状和认知障碍（如癫痫、脑外伤），也可能是疾病本身或治疗效果所致（如代谢综合征和体重增加）。共病也可能仅仅是巧合，但值得注意的是，在患有严重精神障碍患者中，医疗和药物使用障碍会被经常忽视，要么是因为患者不寻求治疗，要么是因为精神卫生、医疗和药物使用障碍服务之间缺乏整合。精神分裂症的疾病进程中抑郁症状也很常见[13]，并且通常采用抗精神病单药治疗来解决。但是，如果病情持续或程度严重，治疗过程中联合抗抑郁药物是值得考虑的。

近年来，美国大麻的消费量出现急剧增长。将物质导致的精神症状与精神分裂症区分开通常很困难，但是很重要，因为前者可能不需要长期的抗精神病药物治疗。长期、大量使用大麻会导致认知障碍，虽然该问题仍存在争议[14]。因此，临床医生着手认知增强干预时需要注意解决共病物质滥用问题。

7.1.8　持续照护

对复发和预后差一个很重要的，通常被低估的原因是照护者和照护设置经常改变，这也由于公共精神卫生环境和卫生保健系统的分化造成的。我们看到，当住院医生改变或实习医生每次轮班结束离开时，患者就会复发。因此，至关重要的是，治疗团队至少要保持部分团队成员的连续性，有计划地过渡并警惕临床医生变化的影响，且采取适当措施。维持治疗可获得最佳的长期结果。由于患者照护中断，或迁徙，或保险的改变会增加复发或治疗不良反应的风险。在可能的情况下，应避免照护的碎片化；如果不可避免，应安排适当的照护过渡和重叠。

7.1.9　管理不良反应

所有抗精神病药物都有不良反应，尽管一些较新的药物有相对较轻的不良反应（表 7-1）。预防是最好的策略，通过在开始的时候选择合适的药物，并宣教和早期识别。当不良反应出现时，第一步最好是降低剂量，接下来考虑更换一种备选的抗精神病药物。除了采取上述措施外,体重增加和代谢综合征可通过健康的生活方式进行控制。药物所致的帕金森病可能通过抗胆碱能药物来处理,就像后续讨论的,尽管它的认知不良反应是一个缺陷。静坐不能(坐立不安)可能需要额外的β受体阻滞剂、苯二氮䓬类或抗组胺药物。过度镇静可能是服药初期,对药物产生耐受前会出现的问题,但在某些情况下可能需要改变药物。

7.1.10　控制治疗抵抗

如前所述,大约1/3的患者在2种或2种以上抗精神病药物的足量治疗后没有反应。治疗后仍持续存在症状,我们需要考虑:① 治疗是否足量、足疗程;② 暗地里不依从;③ 急性躯体疾病;④ 错误诊断的可能性。可以考虑使用氯氮平应对治疗抵抗,但是该药可导致明显的不良反应,需要仔细监测。

7.1.11　药物的"减量"

当治疗效果不满意的时候,在临床实践中一个不好的趋势就是临床医生持续地增加药量。然而,使用抗精神病药物时少即是多,"减量"通常可能会更有益。很多精神科药物对认知有不良反应,玛丽的案例(见案例)阐明了这一观点。虽然住院医生针对她的精神病症增加药物是出于好意,但将两种抗精神病药物,一种三环类抗抑郁药、一种抗帕金森药(苯托品)和锂盐联合使用,产生了大量的抗胆碱能负荷。抗胆碱能药物通常被用于治疗抗精神病药物的锥体外系不良反应,经常有认知不良反应,过量和长期使用这些药物可以增加精神分裂症和其他神经精神疾病障碍。在玛丽的案例中,抗胆碱能药物导致她记忆障碍,苯二氮䓬类药物氯硝西泮的使用加剧了她的镇静状态。

案例研究

玛丽,女性,28岁,22岁时被诊断为精神分裂症,目前单身,无业,接受社会保障残疾收入(SSDI)的支持且和她的3个孩子生活在一起,孩子们年龄都不到5岁。在过去2个月,她一直定期参加医院项目。直到3个月前她都一直很稳定,她住院是由于和男朋友分手而致的精神病复发。她之前坚持服用的药物包括:氯氮平300 mg,每天2次;阿米替林75 mg,每晚服用;碳酸锂300 mg,每天3次。在维持以上剂量的基础上,住院期间添加奋乃静32 mg,每晚服用;苯托品 1 mg,每天 2 次;氯硝西泮 1 mg,每天 2 次。

一天,玛丽没有按时参加医院项目,且那天也没有来她常规的预约门诊。这对玛丽来说不常见,她的个案管理者打电话给玛丽,无人接听。到了下午,邻居们都很担心,因为房间里孩子们哭的声音很大,而玛丽并不应门。他们叫来了警察,警察进入屋内发现玛丽睡得很深,当她醒来时,她承认自己眩晕无力,并说她可能因为"忘记"而再次服用了早晨的药物。

很多抗精神病药物有抗胆碱能作用,可以通过检测血清中精神药物(特别是抗精神病药和三环类抗抑郁药)的抗胆碱能水平然后检查其与认知的关系。有证据显示,精神分裂症中血清中抗胆碱能水平与认知功能障碍有关,并且这种关系可以通过灰质密度的减少而改变[15],这种作用与剂量相关。由于这些原因,减少使用多种药物(多重用药)的倾向很重要,在可能的情况下,最好使用最小有效剂量且避免使用高抗胆碱能作用的药物如氯氮平、硫利达嗪和三环类抗抑郁药。必要的情况下,可换成一种合适的非典型抗精神病药物来减少抗胆碱能作用。

7.2　促进认知的药物治疗

一些研究包含荟萃分析已经显示,相对于第一代抗精神病药物,非典型抗精神病药物治疗精神分裂症时可能会产生一些认知改善作用[16]。然而,最近的一些研究:临床抗精神病药物干预疗效实验和欧洲首发精神分裂症研究,并没有发现典型和非典型抗精神病药物之间的差异。这些研究中很多在方法学依据方面受到批评,包括研究大多没有纳入对照组的情况。这很重要,因为很可能至少有一些改善与练习有关。因为,这些研究包含大量的重复认知练习。事实上,练习效应的强度可能大于多种药物的效果[17]。当冷静下来考虑药物潜在的利益效果,这一观察结果提醒我们反复训练对认知能力的强大影响,并为认知增强的社会心理学方法提供了强有力的理论基础。此外,除了多巴胺阻滞剂外,还需要研究改善认知潜在的药理靶点。

一些神经递质系统与精神分裂症的认知障碍有关,这表明药物选择可能具有治疗效果。拥有一种可以改善认知的药物制剂可能有实际的好处,因为它们可以在不需要去诊室训练的情况下每天服用,并且可以提供持续的认知增强。从长远来看，它们的性价比也可能较高。目前，已经进行了大量的研究，以检查各种药物的治疗效果，但迄今为止结果并不令人满意。图7-2显示按其作用机制排列的这些化合物的列表。

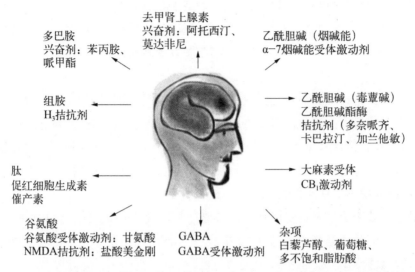

图7-2　目前有几种药物正在尝试治疗精神分裂症患者的认知缺陷，但是效果微弱

注　GABA：γ-氨基丁酸；NMDA：N-甲基-D-天门冬氨酸；CB₁：受体1。

有两类药物已经显示出一些前景。首先，苯丙胺是一类最早被研究用于治疗精神分裂症认知障碍的药物。一项研究[18]显示，单剂量苯丙胺可以改善不同领域的认知功能。虽然前景很好，但是考虑到长期使用兴奋剂治疗精神分裂症的安全性和精神病恶化的风险，可能会限制该药在疾病中的使用。其次，莫达非尼（一种用于嗜睡的提神药物）已经显示出一些鼓舞人心的结果，早期对精神分裂症的研究表明，莫达非尼改善了认知的灵活性，其指标包括内-外维度注意灵活性转换任务、运动功能和临床指标评估（如生活质量）[19]。莫达非尼还被证明对首发精神病患者的认知功能有改善作用[20]。在功能磁共振成像（fMRI）研究中发现，莫达非尼可以增强严重认知障碍的精神分裂症患者背外侧前额叶活动。然而，最近的一项双盲对照研究发现，联合6周认知训练在改善认知功能上无显著差异。

其他的神经保护剂也被证实具有潜在的前认知效应。值得注意的是，葡萄糖可以改善精神分裂症患者的认知功能（尤其是记忆力）[21]。尽管由于代谢副作用，常规葡萄糖治疗本身并不用于治疗认知，但它表明了血糖在认知中的重要性,以及新型药物干预的潜在效用。促红细胞生成素(erythropoietin, EPO)在动物模型中已经展示出一些神经保护方面的作用。一些临床研究的证据显示 EPO 在治疗精神分裂症认知障碍时优于安慰剂[22]。EPO 治疗的潜在不良反应包括增加血栓形成、癌症、高血压的风险。白藜芦醇是一种神经保护剂,其对精神分裂症患者的前认知效应结果是阴性的。此外,研究发现精神分裂症的认知障碍与多不饱和脂肪酸的减少有关。然而,还没有证据表明 ω-3 脂肪酸对这种疾病的认知障碍有治疗效果。鼻内催产素是一种对社会关系建立有影响的神经肽,已经被证实在精神障碍患者社会认知功能改善方面有潜在的效果。一项纳入 466 例包含精神分裂症和自闭症等神经发育障碍患者的荟萃分析中,观察到了催产素剂量小但效果显著[23]。这种效应没有被年龄、诊断或催产素用量而改变,虽然很有希望,但是这些发现仅仅被认为是试验性的。

其他几种药物也被研究了,但是有效的证据都很弱。一项针对 GABA 部分受体 α_2/α_3 激动剂 MK-0777 的对照研究不支持起初对效能的假设[24]。同样的,一项针对 H_3 受体拮抗剂 GSK239512 对精神分裂症患者认知的对照研究并没表现出认知效果。乙酰胆碱酯酶抑制剂(如多奈哌齐和卡巴拉汀)即使对精神分裂症有效,效果也很微弱。加兰他敏是一种胆碱酯酶抑制剂,对烟碱乙酰胆碱受体也有影响,但对分裂症认知功能尚未显示出其疗效[25]。$\alpha7$ 烟碱型乙酰胆碱受体($\alpha7$ nAChR)对精神分裂症认知障碍和阴性症状的疗效不一致[26]。美金刚是一种用于痴呆症治疗的 NMDA 受体拮抗剂,在一项双盲对照研究中发现其对认知损伤无效。近年来,内源性大麻素系统也被认为是治疗精神分裂症的潜在靶点。目前,已经使用了两类药物:利莫那班等大麻素受体(CB_1)拮抗剂,以及大麻二酚等内源性大麻素调节剂。虽然已经发现了一些有希望的结果,但目前还没有证据表明这些化合物有促进认知的作用[27]。

综上所述,利用药物治疗精神分裂症认知障碍还比较复杂,认知增效药物缺乏可能与统计效应量不足有关。交叉设计可以通过受试者内部的分析来增强效能,但可能受到实践效果的限制。神经认知障碍的改善也可能与样本的异质性有关(如基因差异),但这些问题可以通过分层的方法在以后的研究中解决。很多有前景的药物,在第 2 和第 3 阶段失败的主要原因是安慰剂效应高。其他可能的原因有:时间节点前招募被试的压力和经济诱惑可能会鼓励数量而非质量,以及放松入组标准导致结果较弱。利用多中心收集被试可能会导致质量的稀释,另一个原因可能是使用公认的但是对于评估认知功能和其他结局指标不敏感的测量方法。利用较少但质量较高的试验点,外部验证入组标准以及几种评分者和基于客观实验室的评分措施,可能有助于未来的研究(见第 11 章)。

相对于患者群体,健康人群越来越多地使用兴奋剂,如苯丙胺(安非他明)、哌甲酯和莫达非尼,以增强认知功能。这些"聪明药"引发了道德和安全问题。

7.3 神经调节和认知增强

神经调节方法[如经颅磁刺激(transcranial magnetic stimulation,TMS)]被用于调节大脑过程,从而解决认知障碍[28]。TMS 使用一个磁场发生器或"线圈"连接到脉冲发生器,通过线圈下方的电磁感应产生小电流(图 7-3)。

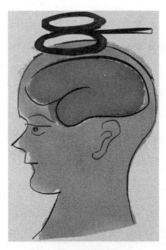

TMS 可分为两种:单脉冲(TMS)和重复 TMS(rTMS);rTMS 的持续效应更长。rTMS 使用高频刺激(如 5～10 Hz)时神经活动增强,低频刺激(如 1 Hz)神经活动减弱。rTMS 可调节局部抑制回路,从而促进或者抑制神经回路。一些研究表明,利用 rTMS 刺激背外侧前额皮质可不同程度地减少视觉空间和语言刺激的编码和检索[29],或促进物体命名和神经运动速度的认知过程[30]。局部大脑功能与认知表现之间的关系可以通过TMS 是如何调节与认知相关的背外侧前额皮质活动来验证。将 TMS 与 EEG(TMS-EEG)结合,可以同时测量目标脑区在时间和空间上的活动[31]。

图 7-3 利用 8 字形线圈的 rTMS

在过去的 10 余年里,大量关于 rTMS 改善认识潜在效用的研究出现,但是机制仍不清晰。首先,一种可能是 rTMS 直接调节受损认知功能潜在的神经环路。精神障碍(如精神分裂症)的认知损害被认为与神经震荡有关,如 γ 共振异常[32]。这些改变反过来又归因于 GABA 中间神经元功能受损和皮质-皮质间相互作用(Lewis,2014)[33]。第二,越来越多的研究证据显示,认知障碍由大脑可塑性损害导致(见第 1 章)。有可能 TMS 增强了大脑可塑性从而促进了赫布学习。有限的证据提示,rTMS 改善几种神经精神障碍的认知功能具有潜在效果[34]，尽管有一项对照研究发现了阴性结果。

另一种神经调节方法是经颅直流电刺激（tDCS），用一种简单的装置利用小强度的直流电刺激脑区。该方法对抑郁症有治疗作用，一些研究评估了该方法在治疗认知障碍方面的价值。最近的一项研究表明，作用于左侧背外侧前额皮质时，效用不大[35]。总之，神经调节改善认知功能是一个很有前景的研究方向，很少有研究验证同时给予神经调控和认知增强技术是否具有协同作用。

脑机交互和神经反馈

如上文所述，神经调控是一种单向干预方式，即利用外部设备来改变脑功能。脑-计算机交互（BCIs）也被称为脑机交互，方法正好相反：利用大脑发出的信号来控制电脑和其他辅助设备[36]。脑机交互可以通过植入电极直接从大脑获取感兴趣的信号，也可以通过脑电图信号、事件相关的脑电位、实时功能磁共振成像或近红外光谱技术获取非侵入性信号。然后，这些信号必须通过机器学习分类器进行提取和处理，以确定大脑状态（如是否打算按键）。然后，这些决策通过控制信号被执行到外部设备，如计算机光标、提供视觉和（或）听觉反馈的显示器、机械手臂，甚至通过神经调节来刺激大脑。神经反馈的加入使得脑机交互具有双向性（图 7 - 4）。

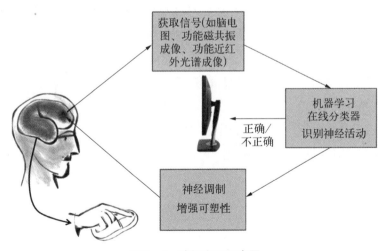

图 7 - 4　脑机交互示意图

脑机交互为对外界世界的反馈提供了一种可选方式，当正常的通路如神经或肌肉不工作的时候。一个典型的例子就是闭锁综合征，一种患者虽然醒着但是因为运动瘫痪不能移动的神经系统疾病。患有其他神经系统疾病（如失语症）的患者也可能受益于脑机交互。严重痴呆的患者，不能够口头交流可以通过脑机交互来反馈（如"是"和"否"）基本的认知需求任务。虽然脑机交互和神经反馈的研究已经开始用于精神障碍（如孤独谱系障碍），但很少有研究报道用脑机交互来实施精神分裂症的认知强化训练[37]。

仅仅通过思考就能让事情发生已经不再是科幻小说的专利了。然而，进展仍旧缓慢，因为有几个障碍限制了脑机交互的应用：缺乏可靠的神经模式来区分精神状态；速度的限制（如每分钟的命令），需要广泛的培训来使用脑机交互，以及用户疲劳。自主权的丧失可能也要考虑，当这种技术开放后，谁能获得强化的记忆力也引发了社会正义的伦理问题。

7.4 总结

- 通过使用最佳抗精神病药物或其他精神药物来稳定症状是认知增强干预成功的关键先决条件。
- 最佳药物治疗需要综合评估，整体的照护计划，对治疗联盟的关注，适当选择药物，依从、合并症和不良反应问题。
- 认知获益可以通过避免不必要和过度使用药物来获得，同时尽量减少使用可能产生不良反应的药物，如抗胆碱能药物。
- 一些药物已经被验证可能对精神分裂症和相关障碍的认知功能有改善作用，但是直到目前效果很微弱，经颅磁刺激等神经调控具有增强认知功能的潜力。
- 脑机交互和神经反馈方法作为增强认知的一种方式还处于早期发展阶段，还需要进行更多的研究。

（魏燕燕、李慧君，译）

参考文献

[1] Tandon R, Nasrallah H A, Keshavan M S. Schizophrenia, "Just the Facts" 5. Treatment and prevention. Past, present, and future[J]. Schizophr Res, 2010,122(1): 1 - 23.

[2] Stovell D, Morrison A P, Panayiotou M, et al. Shared treatment decision-making and empowerment related outcomes in psychosis: systematic review and meta-analysis[J]. Br J

Psychiatry, 2016,209(1): 23 – 28.

［3］ Hamann J, Mendel R, Cohen R, et al.. Psychiatrists' use of shared decision making in the treatment of schizophrenia: patient characteristics and decision topics[J]. Psyciatr Serv, 2009, 60 (8): 1107 – 1112.

［4］ Deegan P E, Drake R E. Shared decision making and medication management in the recovery process[J]. Psyciatr Serv, 2006, 57(11): 1636 – 1639.

［5］ Zhang J P, Gallego J A, Robinson D G, et al. Efficacy and safety of individual second-generation vs. first-generation antipsychotics in first-episode psychosis: a systematic review and meta-analysis[J]. Int J Neuropsychopharmacol, 2013,16(6): 1205 – 1218.

［6］ Robinson D G, Gallego J A, John M, et al. A randomized comparison of aripiprazole and risperidone for the acute treatment of first-episode schizophrenia and related disorders: 3-month outcomes[J]. Schizophr Bull, 2015, 41(6): 1227 – 1236.

［7］ Gallego J A, Robinson D G, Sevy S M, et al. Time to treatment response in first episode schizophrenia: should acute treatment trials last several months? [J] J Clin Psychiatry, 2011, 72(12): 1691.

［8］ Samara M T, Leucht C, Leeflang M M, et al. Early improvement as a predictor of later response to antipsychotics in schizophrenia: a diagnostic test review[J]. Am J Psychiatry, 2015, 172(7): 617 – 629.

［9］ Harrow M, Jobe T H, Faull R N. Do all schizophrenia patients need antipsychotic treatment continuously throughout their lifetime? A 20-year longitudinal study[J]. Psychol Med, 2012, 42(10): 2145 – 2155.

［10］ Wunderink L, Nieboer R M, Wiersma D, et al. Recovery in remitted first-episode psychosis at 7 years of follow-up of an early dose reduction/discontinuation or maintenance treatment strategy: long-term follow-up of a 2-year randomized clinical trial[J]. JAMA Psychiatry, 2013, 70(9): 913 – 920.

［11］ Perkins D O. Predictors of noncompliance in patients with schizophrenia[J]. J Clin Psychiatry, 2002, 63(12): 1121 – 1128.

［12］ Karson C, Duffy R A, Eramo A.et al. Long-term outcomes of antipsychotic treatment in patients with first-episode schizophrenia: a systematic review[J]. Neuropsychiatr Dis Treat, 2016,6(12): 57 – 67.

［13］ Koreen A R, Siris S G, Chakos M, et al. Depression in first-episode schizophrenia[J]. Am J Psychiatry, 1993,150(11): 1643.

［14］ Gonzalez R, Pacheco-Colón I, Duperrouzel J C, et al. Does cannabis use cause declines in neuropsychological functioning? A review of longitudinal studies[J]. J Int Neuropsychol Soc, 2017,23(9 – 10): 893 – 902.

［15］ Wojtalik J A, Eack S M, Pollock B G, et al. Prefrontal gray matter morphology mediates the association between serum anticholinergicity and cognitive functioning in early course schizophrenia[J]. Psychiatry Res, 2012,204(2 – 3): 61 – 67.

［16］ Woodward N D, Purdon S E, Meltzer H Y, et al. A meta analysis of neuropsychological change to clozapine, olanzapine, quetiapine, and risperidone in schizophrenia[J]. Int J Neuropsychopharmacol, 2005,8(3): 457 – 472.

［17］ Goldberg T E, Keefe R S, Goldman R S, et al. Circumstances under which practice does not make perfect: a review of the practice effect literature in schizophrenia and its relevance to clinical treatment studies[J]. Neuropsychopharmacology, 2010,35(5): 1053 – 1062.

［18］ Barch D M, Carter C S. Amphetamine improves cognitive function in medicated individuals with schizophrenia and in healthy volunteers[J]. Schizophr Res，2005，77：43 – 58.

[19] Turner D C, Clark L, Pomarol-Clotet E, et al. Modafinil improves cognition and attentional set shifting in patients with chronic schizophrenia[J]. Neuropsychopharmacology，2004，29(7)：1363 – 1373.

[20] Scoriels L, Barnett J H, Soma P K, et al. Effects of modafinil on cognitive functions in first episode psychosis[J]. Psychopharmacology (Berl)：2012，220：249 – 258.

[21] Stone W S, Seidman L J, Wojcik J D, et al. Glucose effects on cognition in schizophrenia[J]. Schizophr Res，2003,62(1)：93 – 103.

[22] Ehrenreich H, Degner D, Meller J, et al. Erythropoietin：a candidate compound for neuroprotection in schizophrenia[J]. Mol Psychiatry，2004,9(1)：42 – 54.

[23] Keech B, Crowe S, Hocking D R. Intranasal oxytocin, social cognition and neurodevelopmental disorders：a meta-analysis[J]. Psychoneuroendocrinology，2018,87：9 – 19.

[24] Buchanan R W, Keefe R S E, Lieberman J A, et al. A randomized clinical trial of MK – 0777 for the treatment of cognitive impairments in people with schizophrenia[J]. Biol Psychiatry,2011，69(5)：442 – 449.

[25] Lindenmayer J P, Khan A. Galantamine augmentation of long acting injectable risperidone for cognitive impairments in chronic schizophrenia[J]. Schizophr Res，2011，125(2)：267 – 277.

[26] Deutsch S I, Schwartz B L, Schooler N R, et al. Targeting alpha-7 nicotinic neurotransmission in schizophrenia：a novel agonist strategy[J]. Schizophr Res，2013,148(1 – 3)：138 – 144.

[27] Osborne A L, Solowij N, Weston-Green K. A systematic review of the effect of cannabidiol on cognitive function：relevance to schizophrenia. Neuroscience Biobehav Rev，2017，72(supplement C)：310 – 324.

[28] Lett T A, Voineskos A N, Kennedy J L, et al. Treating working memory deficits in schizophrenia：a review of the neurobiology[J]. Biol Psychiatry，2014，75(5)：361 – 370.

[29] Rossi S, Cappa S F, Babiloni C, et al. Prefrontal [correction of Prefontal] cortex in long-term memory：an "interference" approach using magnetic stimulation[J]. Nat Neurosci，2001，4(9)：48 – 52.

[30] Boroojerdi B P M, Kopylev L, Wharton C M, et al. Enhancing analogic reasoning with rTMS over the left prefrontal cortex[J]. Neurology，2001，56：526 – 528.

[31] Rogasch N C, Fitzgerald P B. Assessing cortical network properties using TMS-EEG[J]. Hum Brain Mapp，2013，34(7)：1652 – 1669.

[32] Spencer K M, Nestor P G, Perlmutter R, et al. Neural synchrony indexes disordered perception and cognition in schizophrenia[J]. Proc Natl Acad Sci U S A，2004，101(49)：17288 – 17293.

[33] Lewis D A. Inhibitory neurons in human cortical circuits：substrate for cognitive dysfunction in schizophrenia[J]. Curr Opin Neurobiol，2014，26(supplement C)：22 – 26.

[34] Demirtas-Tatlidede A, Vahabzadeh-Hagh A M, Pascual-Leone A. Can noninvasive brain stimulation enhance cognition in neuropsychiatric disorders[J]. Neuropharmacology，2013，64：566 – 578.

[35] Mervis J E, Capizzi R J, Boroda E, et al. Transcranial direct current stimulation over the dorsolateral prefrontal cortex in schizophrenia：a quantitative review of cognitive outcomes[J]. Front Hum Neurosci，2017，11：44.

[36] Lebedev M A, Nicolelis M A. Brain-machine interfaces：from basic science to neuroprostheses and neurorehabilitation[J]. Physio Rev，2017，97(2)：767 – 837.

[37] Carelli L, Solca F, Faini A, et al. Brain-computer interface for clinical purposes：cognitive assessment and rehabilitation[J]. Biomed Res Int，2017：1695290.

第三部分
认知增强的个体化及优化

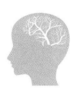

第 8 章

认知增强的预测和中介因素

8.1 引言

认知增强疗法是系统的方案,包括认知练习、策略训练以及针对妨碍精神分裂症及其相关障碍功能康复的社会(或非社会)认知障碍进行认知补偿。荟萃分析证据持续提示,认知增强疗法在精神分裂症的认知结局、症候学及功能等多个方面都是有效的。因此,认知增强疗法是基于证据的、解决这一群体认知障碍核心问题的有效疗法之一。尽管这些证据确实引领了新的疗法供患者选择,但是我们要知道这些证据的结果和效应值是基于患者人群水平上的分析,而非个体水平。

精神分裂症是一种异质性显著的状态,以至于有些人认为它包括一些不同的疾病[1]。有些精神分裂症患者主要以阳性症状急速起病,对抗精神病药物的疗效反应较好;有些精神分裂症患者以阴性症状缓慢起病,对一线抗精神病药物的反应欠佳。既然对药物治疗的反应如此,因此预后结局也有较大差异。有些患者恢复较快,可以继续学习或者工作,过有意义、满意的生活;但是有些患者持续多年地与疾病斗争,仅仅只能维持一定水平的症状和功能。尽管在和精神分裂症患者的工作中很难保证些什么,但异质性是为数不多临床医生可以指望并可预料的普遍现象。

在精神分裂症患者中,我们可以经常看到患者毫无例外地存在认知或认知障碍的异质性。一些患者在记忆方面,尤其是语言指令、对话和其他言语的工作记忆方面存在明显损伤。一些患者则在信息处理速度和注意力方面存在认知障碍,在快速执行任务以及关注周围重要信息方面存在困难。仍有一些患者在提前规划和解决日常问题方面存在困难,这些有时被称作执行功能或问题解决能力(见第 1 章)。上一例精神分裂症患者的认知障碍特征可能与下

1 例患者相差甚远。在精神分裂症神经认知障碍较为全面的一篇综述里讲到，Heinrichs 和 Zakzanis 在精神分裂症患者和正常志愿者中检测了 20 余项认知测试。认知障碍从最严重到最轻微进行排序。一般来说，精神分裂症认知障碍较为严重的领域是言语记忆($d=1.41$)、运动能力($d=1.30$)、注意力($d=1.16$)、言语流畅性($d=1.15$)以及认知灵活度($d=1.11$)。认知障碍较轻微的领域包括数字基础工作记忆($d=0.61$)、线条方向判断($d=0.60$)、基础词汇($d=0.53$)以及视觉空间问题解决($d=0.46$)。即使将认定认知受损的范围最大化，仍有 20% 的患者认知功能正常；即使将认定认知受损的范围最小化，仍有 60% 的患者表现出显著的认知障碍。从精神分裂症患者的神经认知障碍特征可以看出其存在很高的异质性。

社会认知障碍的异质性可能更为严重。社会认知领域仍然在研究中。目前，其评估方法还不像神经认知这么明确，通常认为社会认知包括心智理论(theory of mind)、社会知觉(social perception)、归因偏向(attribution bias)、情绪感知(emotion perception)和情绪加工 (emotion processing)(见第 1 章)。2012 年，Savla 等学者的一篇荟萃分析结果提示，社会知觉($d=1.04$)和心智理论($d=0.96$)是精神分裂症损伤最严重的两个社会认知领域；归因偏向包括个体化($d=-0.17$)和客观化($d=-0.02$)，是损伤最为轻微的社会认知领域。然而，结果仍然是存在相当大的异质性，心智理论效应值的 95% 位于损伤较大($d=0.83$)和损伤严重($d=1.09$)之间。精神分裂症患者在心智理论社会认知领域存在损伤。但一般来讲，这些损伤程度相差较大，不是每一例患者在该领域的损伤临床上都存在统计学意义。相反，归因偏向效应值的 95% 位于高于正常志愿者功能水平($d=-0.72$)到损伤轻微($d=0.37$)之间，提示一些患者在归因偏向存在损伤，但是大多数患者没有损伤。尽管该认知结构仍在研究当中，仍可假定其存在异质性，难以用单一的认知障碍侧面描述精神分裂症患者。

为了应对这一问题，使精神分裂症患者认知异质性的问题更易解决，2004年，Hogarty 等开发了认知风格的新概念，并将其应用在这一群体的认知障碍治疗。根据不同的精神分裂症患者都存在认知障碍领域，他们阐述了 3 种认知风格，这些认知风格在指导认知增强疗法应用时具有启发意义。这 3 种认知风格来自文献综述和本研究组数十年治疗精神分裂症的经验。3 种认知风格分别是动机缺乏的认知风格、紊乱的认知风格和欠灵活的认知风格(表 8-1

和见第 3 章）。Hogarty 等认为，这些认知风格实际上是维度水平的，可能存在重叠，如 1 例患者可能存在不止一种认知风格。然而，大多数情况下，每例患者存在一个主要的、可当作认知增强疗法治疗靶点的认知风格。

表 8-1　认知风格——作为精神分裂症认知障碍异质性特征的分类原则

认知风格	功　能　特　征
动机缺乏	动机障碍，低能量水平，复杂语言使用困难，精神耐力下降，想法生成困难，主动思维困难
紊　乱	概念整合困难，过于关注细节而非要点，语言连贯性困难，情感"泛滥"
欠灵活	更改问题角度及解决方法存在障碍，刻板，对人或关系存在刻板印象，无法容忍模糊，对新的情境过度不适

认知风格这一概念主要被当作一种启发式的组织方式，可用于解析接受治疗（尤其是认知增强疗法）的患者认知障碍的异质性情况。这一概念有助于临床医生识别认知增强干预的靶点，并且将靶点与功能行为结合起来。例如，在学校时精神耐力下降，在谈话时组织语言困难。认知风格的实证研究得到的关注相对较少。最初的认知增强疗法研究发现，动机缺乏和紊乱这两种认知风格在精神分裂症患者中普遍存在，在不到 10% 的样本中存在多种主要认知风格。也许并不意外的是，动机缺乏和紊乱这两种认知风格对于认知增强疗法的反应最佳，但是欠灵活认知风格的治疗反应不是太好，相比于其他两种认知风格要更差一些。目前，无论疗效程度如何，认知风格是否能在认知增强疗法或其他修复干预中预测认知增强疗法的特异性疗效还不清楚。但是，明确的是，这些风格能够概括医生在治疗精神分裂症及相关障碍时接触到的大部分认知问题，且通过降低围绕这 3 种存在信息加工损伤的认知风格所观察到的异质性，能够帮助指导针对该群体的治疗。

虽然认知风格的概念对于认知增强干预是有益的，并且也帮助解决异质性的问题，但是在康复项目中仍然存在多种治疗反应和结局。对认知增强疗法的最佳适应人群的系统性调查尚处于起步阶段，能够指导临床医生选择合适患者的实证依据还比较少。下文呈现的是在精神分裂症患者认知障碍治疗中观察到的主要调节因子。因为这是一个刚刚起步的领域，大部分信息都来自我们认知增强干预的临床经验，这一领域的文献数量虽少，但在不断增长（表 8-2）。

表 8-2　精神分裂症认知增强疗效的调节因子

调节因子	描　　　述
症状稳定性	认知增强干预主要针对的是症状稳定的门诊患者,这些患者使用药物或者社会心理学方法把阳性症状控制良好。研究提示,患者症状越多,从认知训练中的获益越少
智力功能	几乎所有的认知增强证据都来自 IQ 分数≥80 的精神分裂症患者;在智力缺陷患者中的证据尚不明确
物质滥用	精神分裂症患者认知增强的大多数研究都排除了物质滥用障碍,即排除了一定比例的精神分裂症人数。针对伴有物质滥用患者的研究显示,认知增强疗法对于合并物质滥用障碍的患者也是有效的,但是治疗中止率较高
病　　程	认知增强疗法对于长期和早期的精神分裂症患者是有效的。使用认知增强作为早期干预策略能够显著改善功能结局,可能有利于神经可塑性的保持
精神病诊断	认知增强疗法对于以下疾病有效:精神分裂症、分裂情感障碍、分裂样障碍。认知增强疗法在精神分裂谱系之间的不同结果尚无证据,在双相障碍和其他情感障碍中的疗效正在探索
生物标志物	认知皮质功能、神经营养因素、功能神经影像学活动和连接(来自功能影像检测)是认知干预疗效的生物标志物。越来越多的证据表明,患者治疗前的神经生物学基础是预测治疗效果的重要因素

8.2　症状稳定性

　　在许多针对精神分裂症的社会心理学治疗中,阳性症状稳定性是一个关键因素。诚然,并非所有的干预都需要控制阳性症状,但早期研究明确表明,当患者使用抗精神病药物控制阳性症状时,相应的社会心理学治疗效果最佳。当患者急性起病、阳性症状不断加重需要住院治疗时,社会心理学干预(如认知康复、支持性活动和社会技巧训练)已被证明会过度刺激、且可能恶化精神症状。大多数情况下,一旦合适的、耐受的、有效的抗精神病药物生效,社会心理学强化治疗就是最佳选择(见第 4 章、第 7 章)。认知康复也遵循这一原则,认知增强干预通常仅限于稳定期的精神分裂症。关于认知康复的住院及门诊患者的荟萃分析结果显示,当症状水平较高时,康复相关的认知改善疗效一般。这并不奇怪,因为认知康复干预是针对稳定期的治疗,是通过治疗认知障碍来促进功能恢复。尽管在一些研究中已经发现对症状的疗效,但是症状减轻的效果一般,并没有改善阳性症状,但可能在认知水平提升的同时促进阴性症状的改善。

　　值得注意的是,症状稳定性并不意味着没有阳性或其他精神症状。许多精神分裂症及相关障碍的患者在足量抗精神病药物治疗后仍然持续存在阳性症状。如若临床医生等待这些症状彻底消除,则少有患者能有机会接受认知增强疗法,许多患者即便有机会治疗也要等待很多年的时间。尽快治疗精神分裂症的认知障碍是很重要的,这样才能尽早阻止这些问题导致的功能损伤恶化,促进患者的功能恢复。因此,等待完美的症状指征出现是不实际的,且无法帮助大多数患者。临床医生应该努力确保患者的阳性症状低于通常住院的阈值。例如,当患者紊乱症状严重、言语不连贯时,或幻听、妄想症状严重时。这些情况的患者不适合做基于团体的社会认知训练,可以做一些基于电脑的训练。伴有这些症状的患者难以完成康复任务,即便能获益,效果也较差。

　　使用合适的抗精神病药物治疗后,许多精神病患者能够将症状控制在需要住院的阈值以下。尤其是氯氮平的问世,可将难治性精神病患者的症状控制在较低水平[2]。一旦阳性精神病症状被控制在需要住院的阈值之下,患者得以从急性期后逐渐恢复,这时临床医生就可以开始监控症状稳定性以决定何时开始认知康复。尽管阳性症状完全缓解是不需要的,但是需要一定程度的症状稳定性,以使得从康复训练中有较大获益。若症状持续不稳定或加剧至接近急性水平,则需要引起重视或暂缓康复治疗。相反,患者仅存在轻度的阳性症状、症状水平持续不变或持续下降,这些都是症状稳定的标志,意味着可以开始认知康复(图 8 - 1)。

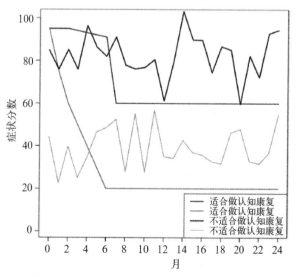

图 8 - 1　症状稳定性及是否能做认知康复的模式

8.3 智力功能

认知增强疗法致力于改善注意力、工作记忆、问题解决等领域的认知功能。随着康复干预被应用于精神分裂症及相关障碍,患者的智力功能被认为是预测治疗结局的重要因素。尽管精神分裂症患者的认知障碍范围较为宽泛,认知康复仍然是针对特定的智力功能损伤、而非整体功能损伤。对于改善整体 IQ、治疗精神分裂症共病智力缺陷、解决一般损伤相关的低智力功能,针对上述问题目前尚无证据证明认知康复有效。事实上,使用认知康复来治疗精神分裂症低智力功能或共病智力残疾的效果通常是无效的,不建议使用[3]。因此,因为整体智力损伤的患者无法从中受益,精神分裂症的绝大多数认知训练临床实验都会排除 IQ 低于 80 的患者。

当然,必须承认评估精神分裂症认知康复疗效的工具都直接或间接来自智力测试。基于这些测验得到的结果一定程度上提示了认知增强能够改善IQ,这可能会让临床医生、家庭成员和患者感到困惑。通常,在康复研究中普遍使用的是流体智力层面,反映的是特定认知领域(如注意力、问题解决)的功能。而晶体智力的多数层面,如语言或词汇知识,不是康复治疗的靶点,且康复疗也难以改变这些晶体智力功能。因此,一般智力损伤的患者从认知增强中获益甚少,大多数情况下需要更换更为适合的疗法,如认知适应训练[4]。社会认知训练通常依赖于高级词汇和概念理解,所以将其应用于低智力人群会比较困难。例如,早期的认知增强治疗研究发现,低 IQ 的患者难以理解社会认知课程内容,且与 IQ 高的被试相比,这些患者在 12 个不同测试中的功能改善较低[3]。尽管目前的文献并没有针对智力损伤患者进行此类干预的可行性及疗效评估,但基于电脑的神经认知训练可能更适合该人群。最近,认知增强干预在腭心面综合征和孤独症患者中的应用很成功,且治疗效果显著。但可以明确的是,我们需要做更多的工作来寻找认知增强干预疗法在发育障碍谱系中的适应证。

许多智力测试能够检测出被试的信息加工缺陷,可以明确的是,有许多精神分裂症患者的 IQ 分数较低(85~100)。尽管这些分数较低,他们仍然在整体智力功能的正常范围内,认知增强疗法仍然是合理且有效的。当 IQ 分数接近 80,操作者往往发现治疗存在困难,尤其是当 IQ 分数<80 的治疗困难更为显著。针对这类群体需要调整认知增强策略,有许多可替换的干预项目适合

智力缺陷的患者，如代币经济及其他行为学疗法。

8.4　物质滥用

精神分裂症中的大部分患者经常合并有物质滥用，尤其是尼古丁、大麻或酒精等物质成瘾。因为这些物质会严重影响认知功能，因此大多数认知干预临床试验都排除了酒精和非法物质滥用的患者。药物对认知会有不良影响，所以影响了患者从认知训练项目中获益的能力，所以患者在开始认知康复之前应该先解决物质滥用的问题。遗憾的是，精神分裂症物质滥用的比率非常高，而物质滥用治疗的疗效相对较低，所以仍然有 30％～50％的精神分裂症患者不适合做认知康复。物质滥用对认知功能是有影响的，但是这个结论并没有很多证据。最近有证据表明认知训练能够有效治疗物质滥用[5]。此外，既然临床工作中经常会遇到精神分裂症患者同时伴有物质滥用，因此我们需要对合并物质滥用对疗效的可能影响和公众健康需求之间做好平衡。

值得注意的是，一些研究例外地纳入了合并明显物质滥用问题的精神分裂症患者，结果显示这些患者在认知增强项目中也是获益的。2015 年，McGurk 等的研究尤其能说明这一点。他们多次对这类高度代表"现实世界"的患者，进行了以社区为基础的认知训练联合支持就业干预的有效性研究。例如，他们近期的试验"工作的思考技巧"，针对前期对传统支持就业项目疗效不佳的患者，采用认知训练联合支持就业的项目来改善患者的工作结局。这些纳入研究的患者有 30％都存在物质滥用，60％存在物质滥用史。相较于传统支持就业项目，接受"工作的思考技巧"训练的患者多能保持 3 个月的竞争性工作时间，而相较于未接受认知训练干预者，他们得到 2 倍的工资，就业率也几乎是后者的 2 倍。现已明确，在合并物质滥用的患者进行认知训练是可行的，并且患者在重要功能结局方面也可以获益。这些结论与之前纳入合并物质滥用患者的研究结论大致相似。

我们研究团队最近使用认知增强疗法进行了一项小型的探索性研究，了解纳入伴有大麻或酒精依赖（最常见的两种药物依赖）的精神分裂症患者的可行性。和大部分认知疗法试验不同，这次入组的患者必须符合精神分裂症或分裂样情感障碍，并且满足中、重度大麻或酒精依赖的标准。结果显示，与之前的不伴有物质滥用患者的研究结果类似[3]，认知增强疗法能显著改善神经认知、社会认知和社交调节[6]。此外，与常规治疗相比，更多接受认知增强疗法的患者降低了酒精依赖而非大麻依赖，这提示认知增强疗法可以改善这一群体的某些物质滥用问题[7]。这个试验中最与众不同的不是认知增强疗法疗效下降，而是我们较之前试验观察到明显较高的失访率。被随机分至认知增强疗法组的合并物质滥用的精神分裂症患者中，仅仅53%的患者完成了18个月的治疗，相较于没有物质滥用的患者（通常超过75%的维持率），前者在治疗维持率方面存在显著的下降[3]。尽管只是初步结果，这些结果联合 McGurk 等的结果都提示：认知增强疗法可以在伴有物质滥用的精神分裂症患者中应用。但和其他针对成瘾问题的研究所遭遇的困难一样，可以预计这一群体的失访率会比较高。

最后，值得注意的一点，我们的研究和其他团队的研究纳入的研究对象并不包括精神分裂症伴发严重物质滥用的患者，如滥用鸦片或可卡因。大多数情况下，物质依赖问题被局限于酒精和大麻依赖，而这一类问题一般不会发展到诸如鸦片或其他高成瘾物质滥用问题的严重程度。尽管我们提倡纳入所有能从认知疗法中获益的患者，但是我们也认为，重度成瘾患者应该在开始认知疗法之前先进行成瘾治疗。

8.5 疾病早期及慢性期

过去的20年间，根据美国国家精神卫生研究院"精神分裂症首次发作后的康复研究"及一系列早期干预和预防残疾的研究，可以了解关于精神分裂症患者早期干预的研究兴趣飞涨。精神病首次发作和治疗之间的未治疗时间越久，预后则越差，已是普遍共识[9]。因此，基于上述证据，对精神病进行早期干预以预防残疾、帮助患者尽快调整状态是非常重要的。目前，从精神分裂症早期到长达几十年的慢性期，认知增强研究已针对疾病不同时期进行开展。

认知增强干预的早期研究针对的是已经生病数十年或更久的精神分裂症患者。基于这些研究得到的证据表明，认知疗法可以改善神经认知功能包括信息处理速度、注意力、词语记忆、执行功能。一些特别的研究还发现认知疗法可以改善社会认知、药物管理和精神症状。事实上，认知康复治疗精神分裂症有效的绝大多数证据来自长期慢性精神分裂症。因此，对于已经经历过急性发作期、药物治疗稳定期以及目前处于康复期的精神分裂症患者，对这一群体的认知康复治疗过程,我们是非常熟悉的。考虑到诸多因素,这一群体是认知康复治疗的最佳选择,治疗可以帮助他们恢复更好的功能。这一群体患病数年,他们已经适应了疾病状态、接纳了疾病、耐受了药物剂量,同时也在寻求药物治疗之外的康复之道。因此,长期患病的精神分裂症患者是接受认知增强干预的理想对象,考虑到实证依据,临床工作者对疗效应持有乐观态度,相信该治疗能对这部分患者提供有价值的改善。

与此同时,精神分裂症早期为干预及阻止残疾提供了一个无与伦比的时间窗。精神分裂症认知障碍出现得较早,甚至可能早于精神病性症状的出现[10],并且通常抗精神病药物治疗对其是无效的。此外,一些假说认为在疾病发作初期,大脑仍保留一定程度的神经可塑性,致使其从认知康复治疗中有额外获益。因此,在这一早期阶段进行认知训练的疗效是增加的。尽管这些假说的支持证据尚未确凿[11],我们目前明确的是,精神分裂症残疾的时间越久,功能康复越困难。申请登记残疾支持就是一个典型例子。许多年轻的精神分裂症患者,都是有工作或者在学校读书的,他们在美国的健康保险通常来自其父母或照护者。相反,已经患病 5 年或更久的年长患者,通常需要自己去申请登记残疾支持,包括社会保障残疾福利和健康保险覆盖的公共医疗补助。随着离开上一份工作或离开学校的时间越久,患者发现回归工作或学校也就越困难。此外,随着对残疾支持的依赖增加,许多患者发现寻找可以提供足够财力和健康保险支持的竞争性工作很困难。许多长期患病的患者发现自己受限于残疾困境,一方面他们想工作和奉献,但一方面又不想损失财力或医疗支持,而且合适的工作待遇是不足以支撑其医疗需求的。个体残疾时间越久,这些困境就愈加严重,并且阻碍了功能康复。因此,干预的时间越早,患者越有可能回到工作或学习的轨道上,而不是陷进残疾系统的困境中。

在精神分裂症发病早期阶段的认知增强干预研究尚处于起步阶段。目前,有关早期阶段和晚期阶段的疗效对比研究证据还比较少。一些证据提示早期阶段接受干预确实疗效更好。Bowie 等对早期(5 年或更少)或慢性期(15 年或更久)的精神分裂症患者进行了为期 12 周的神经认知训练,通过比较发现认知功能和功能结局都有改善,早期阶段的患者在工作技巧方面的改善更大。在认知增强疗法的研究中,与病程更长的患者相比,早期阶段患者在信息处理速度方面的改善更少。这可能是因为早期阶段的信息处理速度功能本身就比较好。但是,早期阶段患者在社会认知和功能结局尤其是竞争性工作方面的改善更大。使用认知修复进行早期干预以改善精神分裂症及相关障碍重要功能结局的这些证据是很有意义的;另外,尽管认知训练也适应于 10 年以上病程的慢性患者,但越早对患者进行认知修复干预,功能恢复和预防残疾的概率就越大。

8.6 精神分裂症与其他精神疾病

精神分裂症认知增强疗法治疗认知障碍的评估主要是基于精神分裂症谱系障碍患者,包括精神分裂症、分裂情感障碍和分裂样障碍。几乎没有文献对分裂症和分裂情感障碍进行区分,分裂情感障碍是分裂症的一种,伴有显著的心境障碍,如抑郁、躁狂。据此,我们认为认知增强干预不仅适用于精神分裂症,也适用于分裂情感障碍和分裂样障碍(尤其是症状存在,并最终发展成为分裂症的患者)。一篇荟萃分析针对认知增强干预分裂情感障碍、双相和其他情感精神障碍的结果显示,认知疗法疗效的效应值与精神分裂症中的研究结果类似。对早期精神分裂症或分裂情感障碍进行认知增强疗法的对比研究发现,两个群体的认知改善程度相仿,这进一步提示认知修复的适宜人群可以包括分裂情感障碍患者。最后,非精神分裂症的精神病性障碍也可能从认知增强干预中获益。Lewandowski 等研究发现,伴有精神病性症状的双相情感障碍患者,相较于另一个活性干预而言,从基于电脑的桥接组认知增强项目中获益更多。

精神分裂症和情感障碍这两类疾病的生物谱是有一定重叠的,因此认知增强疗法在这两个群体中的疗效相仿。事实上,美国国家精神卫生研究院的研究分类标准(RDoC)对传统的精神疾病分类学或疾病生物学标志物提出了很多质疑。虽然情感精神障碍存在精神分裂症没有的额外症状,即心境相关障碍,但是针对精神疾病谱系认知障碍的神经机制研究提示,具有共性的异常可能是跨诊断的[12]。精神分裂症谱系障碍患者都能从认知修复干预中获益。因此,临床工作者应该将分裂情感障碍患者纳入其中。

8.7 新出现的生物调节因素

对于认知增强干预疗效的预测因素和调节因素,临床因素对它们影响较大。症状稳定性、合并物质滥用、认知风格、疾病分期以及智力缺陷都能够影响认知疗法的效果。近年来，该领域对于认知训练调节因素研究已经从行为学临床变量层面延伸到生物学标志物，也就是我们所说的生物调节因素。这个领域的一些早期研究使用磁共振技术，探索了治疗前的神经生物学特征预测认知训练结局。例如，Keshavan 等研究发现，与治疗前灰质体积较小的患者相比，治疗前灰质体积较大的患者对于认知增强疗法的社会认知疗效较好。Keshavan 等据此假设，较大的结构神经生物学储备能够较快地应对认知疗法，短期即可获益。皮质储备的概念来源于阿尔茨海默病领域，认为神经生物学储备或补偿机制可以保护大脑对抗疾病状态[13]。在精神分裂症的认知增强中，这些储备意味着更好的神经可塑性，有助于更快地产生治疗疗效。

神经营养因子是调节神经元增殖和迁移的蛋白质。许多神经营养因子，如脑源性神经营养因子，被认为是神经可塑性的代表[14]。神经营养因子在神经发育和神经保护中的作用，使其成为认知修复过程中认知改善情况的潜在标志物和预测指标。到目前为止，许多研究发现了精神分裂症存在脑源性神经营养因子水平下降，但少有研究探索其在认知修复中的作用。Vinogradov 等研究发现，基于大脑可塑性的听力训练与脑源性神经营养因子的增加存在相关。此外，这一因子的增加与生存质量改善之间存在关联，提示这可能是结局改善的机制所在。另外一项研究发现，具有遗传缺陷的脑源性神经营养因子（BDNF）表达降低的精神分裂症患者在认知疗法中的获益减少。

最后，功能影像学研究证据表明，精神分裂症的认知治疗效果可以用很多脑功能指标来表达。在最近的一项认知增强疗法研究中，认知增强疗法与背外侧前额叶活动增加及认知功能改善存在相关性。2002 年，Wykes 等的基本概念验证研究发现，认知治疗中的额叶皮质区域活动与记忆功能改善存在关联。目前，有关认知训练影响精神分裂症脑功能的文章已足够多了，据此得到的荟萃分析显示，认知疗法相关的激活脑区主要位于前额叶、颞叶和顶叶[15]。因此，越来越多的证据表明，认知增强干预可以积极重塑分裂症患者的大脑，以及其治疗前的神经特征能够影响治疗效果。

8.8　总结

● 精神分裂症的状态是异质性的，认知增强干预对其的疗效相差较大。

- 认知增强干预比较适合于以下特征的精神分裂症患者：症状稳定，智力良好，可以理解认知任务并从中获益。
- 在精神分裂症早期和慢性期，认知增强干预都是有效的，早期干预会有更多的获益；关于在双相障碍患者中的疗效证据正不断增加。
- 有关疗效结局的生物标志物研究正不断增加，这将是未来研究的主要方向。

（崔慧茹、李慧君，译）

参考文献

［1］ Clementz B A, Sweeney J A, Hamm J P, et al. Identification of distinct psychosis biotypes using brain-based biomarkers ［J］. Am J Psychiatry,2016, 173(4)：373 – 384.

［2］ Siskind D, McCartney L, Goldschlager R, et al. Clozapine v. firstand second-generation antipsychotics in treatment-refractory schizophrenia：systematic review and meta-analysis ［J］. Br J Psychiatry, 2016, 209(5)：385 – 392.

［3］ Hogarty G E, Flesher S, Ulrich R, et al. Cognitive enhancement therapy for schizophrenia：effects of a 2-year randomized trial on cognition and behavior ［J］. Arch Gen Psychiatry, 2004, 61(9)：866 – 876.

［4］ Velligan D I, Bow-Thomas C C, Huntzinger C, et al. Randomized controlled trial of the use of compensatory strategies to enhance adaptive functioning in outpatients with schizophrenia ［J］. Am J Psychiatry,2000, 157(8)：1317 – 1323.

［5］ Wiers R W, Gladwin T E, Hofmann W, et al. Cognitive bias modification and cognitive control training in addiction and related psychopathology ［J］. Clin Psychol Sci, 2013, 1(2)：192 – 212.

［6］ Eack S M, Hogarty S S, Greenwald D P, et al. Cognitive enhancement therapy in substance misusing schizophrenia：results of an 18-month feasibility trial ［J］. Schizophr Res, 2015, 161(2 – 3)：478 – 483.

［7］ Eack S M, Hogarty S S, Bangalore S S, et al. Patterns of substance use during cognitive enhancement therapy：an 18-month randomized feasibility study ［J］. J Dual Diagn, 2016, 12(1)：74 – 82.

［8］ Marshall M, Rathbone J. Early intervention for psychosis ［J］. Schizophr Bull, 2011, 37(6)：1111 – 1114.

［9］ Perkins D O, Gu H, Boteva K, et al. Relationship between duration of untreated psychosis and outcome in first-episode schizophrenia：a critical review and meta-analysis ［J］. Am J Psychiatry, 2005, 162(10)：1785 – 1804.

［10］ Bora E, Murray R M. Metaanalysis of cognitive deficits in ultrahigh risk to psychosis and first-episode psychosis：do the cognitive deficits progress over, or after, the onset of psychosis ［J］. Schizophr Bull, 2013, 40(4)：744 – 755.

［11］ Revell, E. R, Neill, J. C, Harte, M, et al. A systematic review and meta-analysis of cognitive remediation in early schizophrenia ［J］. Schizophr Res, 2015, 168(1 – 2)：213 – 222.

［12］ Clementz B A, Sweeney J A, Hamm J P, et al. Identification of distinct psychosis biotypes using brain-based biomarkers ［J］. Am J Psychiatry,2016, 173(4)：373 – 384.

［13］Stern Y. Cognitive reserve in ageing and Alzheimer's disease ［J］. Lancet Neurology，2012，11 (11)：1006 – 1012.

［14］Autry A E，Monteggia L M. Brain-derived neurotrophic factor and neuropsychiatric disorders ［J］. Pharmacol Rev，2012，64(2)：238 – 258.

［15］Ramsay I S，MacDonald A W. Brain correlates of cognitive remediation in schizophrenia：activation likelihood analysis shows preliminary evidence of neural target engagement ［J］. Schizophr Bull，2015，41(6)：1276 – 1284.

第 9 章

选择个体化治疗方案

9.1　引言

　　对精神分裂症及相关障碍的认知增强方案的研究表明,认知训练通常能有效地改善患者的信息处理速度、注意力、记忆和执行功能等[1-2]。其中部分方法也被证实能有效改善社会认知[3],或者提高患者对他人及自身社会情感信息的处理和解读[4]。认知增强相关文献中所报道的实验结果,可能会让临床工作者误认为所有方法对所有患者有着等同的效果,或者认为某些方案可以在忽略个体需求和受治现状的情况下普遍适用。尽管很多的认知增强干预方案,尤其是基于计算机开发的训练方案现已实现了自动化,但精神分裂症及相关障碍患者的个体化和个人需求的考量,仍需要临床工作者为其定制个性化的认知增强干预方案。

　　正如第 8 章中所述,认知训练效果受到多种因素的影响。此外,精神分裂症患者群体的异质性,以及其所面临的更复杂的治疗方法的异质性,使得针对特定患者所处的复杂情况制定出个性化治疗比单纯考虑其治疗参与度和治疗结果更为重要。当在选择"合适"的认知增强方案时,应当积极考虑患者的个人特性,如需要增强的认知类型、症状的稳定性、患者所处的病程等;也需要考虑不同认知训练项目中治疗因素的差异,自下而上还是自上而下的训练方式,是否关注社会认知能力,针对性的,还是普适性的训练方案。那么,面对如此复杂的患者异质性和多样的治疗选择,医生是否为患者选择了合适的治疗方案呢? 本章将通过一系列的案例来阐述,以第 8 章所述的多种调节因素对认知训练效果的影响为依据来制订个性化认知增强干预方案,以满足一系列精神分裂症患者的独特需求和环境要求。

9.2 生存优先

案例研究 9 - 1

约翰,男性,22 岁,非裔美国人,从高中毕业后就一直和祖母生活在一起。他 21 岁时患上分裂情感性障碍,从那以后,他和他的家人为应对这种情况付出了极大努力。约翰表现出一种紊乱的认知风格,很难长时间集中注意力,虽然说话有一定条理性,但话题跳跃让人抓不住他要表达的意思。约翰的阳性症状基本稳定,但仍然很严重,他每天都能听到令其痛苦的声音,并且由于高度偏执,他逐渐从公众场合中退缩。

最近,约翰的家人对其行为越来越失望。约翰开始长时间外出,沉溺于毒品和酒精,经常忘记定时服药。每次约翰和他的新女友在外面玩到深夜才归家,他总是醉醺醺的,充满攻击性,对家庭成员表现偏执,毁坏祖母的财物。约翰很难控制自己的情绪,害怕自己听到的声音,他认为和女友一起去镇上玩是他生活中唯一"正常"的部分。

在约翰的麻烦行为持续几个月之后,他的祖母表示不能再照料他了,并要求他马上找房子搬出去。现在约翰在其女友和朋友住处轮流借宿,治疗药物已经吃完,没有医疗保险和钱款,无法负担抗精神病药物治疗及自身的基本生活需求,也找不到在缺乏保险的情况下愿意为他治疗的医生。约翰没有工作,没有收入,也没有地方住。他的认知障碍显然是造成其功能障碍的诱因,同时也导致了他缺乏经济来源、工作和治疗提供者的情况。

约翰的不幸遭遇在精神分裂症患者中并不少见,尤其是对处于发病早期阶段的年轻患者而言。约翰的家人也能明显感受到他在注意力和组织认知上的显著障碍。他非常需要治疗,但完全遵循医嘱又让他无法较好安排自己的生活和维持自己的工作。约翰所处的情况表明,尽管此时其认知障碍问题显著,但认知训练专家除了考虑认知增强外,还应考虑其他的治疗方法来帮助其回归正常生活。因为此时的约翰在能合理地进行认知训练项目之前,还有许多基本的生存需求需要解决。他无家可归,饔飧不继,亟待医生指导和药物治疗。只要这些问题还没有解决,让约翰坐在计算机前进行认知训练练习来提高自身注意力和组织认知这件事就相当难以实现。

尽管认知增强疗法在精神分裂症患者中的应用和普及程度持续提高,但这种疗法不是万能的。没有任何认知增强干预能提供住所、食物、药物，或约翰缺少的任何基本生存需求。约翰的案例表明为精神分裂症及相关障碍的患者提供基本的生存需求是相当重要的。马斯洛的人类需求层次理论中指出，必须先满足基本生理上的需要后，才能寻求第二层和更高层需要的满足[5]。同样的原理也适用于认知增强的应用。显然，有组织性的思考和完整的认知功能对精神分裂症患者和每个人来说都是需要的，但相比于食物、住所、医疗资源等迫切需求，它们都可以被视作次之的远端需求。约翰当前所面临的问题，最好的解决方法不是推荐给他一位认知增强疗法的专家，而是应该推荐一位能帮他解决住房问题，能帮他申请残障福利以支付其房租以及治疗、药物开销，以及能帮他再次得到有效的精神病治疗的服务协调员。我们曾经将情况与约翰类似的患者入组到认知增强项目中。大多时候，这样的患者会选择退出治疗转而寻找更实际的帮助以满足其自身基本的生存需求。因此，为了使治疗持续性和效果都达到最好，在执业医生进行认知训练前，首先应当保证参与者的基本生存需求被满足。

9.3　稳定症状

案例研究 9-2

简，女性，40岁，白种人，大学毕业后患上了精神分裂症，发病时28岁。她在患病前嫁给了现在的丈夫，婚后育有两个孩子。简曾有过一段艰难的病程，后来服用氯氮平后，她的阳性症状逐渐得到控制。虽然每周仍然会听到声音，但不是每天都有，并且她逐渐认识到这是她症状的一部分。她不再对听到的声音做出过激的反应，当她由于幻听而出现妄想时，她能质疑自己的想法是否真实，并且时常能感受到那些想法是背离现实且"偏执"的。

自发病以来，简就有着严重的阴性症状，这些症状一直没治好。她表现出一种动机缺乏的认知风格，没有办法做复杂的陈述，常常只能给出一个词的回复，并且处理速度和心理耐力都在衰减。这些认知障碍阻碍了简的求职和工作维持，家庭收入的减少对简及其家人来说是不可忽视的问题。求职面试过程中，简常常表现得对该项工作兴趣平平。在她的一些工作经历中，她感到无法跟上工作的节奏，无法和同事成为朋友。

案例研究 9-3

　　玛丽,女性,35 岁,白种人,在 20 岁时患上精神分裂症。现单身并和父母同住,她非常渴望能搬到属于自己的公寓中独立生活。从发病初期起,玛丽就表现出明显的阳性症状,尤其是夸大妄想和被害妄想。她入院的原因是,在真人秀节目多次公开爆发,甚至为了能获得"镜头",强行闯入当地电视台。

　　抗精神病药物治疗在一定程度上减轻了她的症状,但是她在一天中的大多数时间还是一直感觉能听到声音,同时认为她的主治医生也参与了她主演的那部电视真人秀。她对服用抗精神病药物的态度很矛盾,这导致了她不能坚持按时服药。当她有压力的时候,她的阳性症状甚至加重到需要紧急住院的程度。玛丽有一种欠灵活的认知风格,坚持固定且单调的日常模式,不会寻求可替代性的问题解决策略,对模棱两可的事情感到非常紧张,并且绕不开沮丧的话题。

　　上面的例子列举了两个非常不同的精神病学和症状稳定性的案例,特别是在阳性症状方面。正如第 8 章所述,阳性症状的稳定是认知增强干预效果的关键调节因素,相对于阳性症状稳定的那些患者,阳性症状不稳定的患者从认知干预中获益更少。简和玛丽的案例中所表现出来的差异是什么?这些差异如何反映在她们对参与认知矫正的意愿的异质性中?简明显有着持续的阳性症状,但阳性症状的完全消失并不是执业医生在认知训练准备阶段应当判定的标准。尽管简每周仍持续出现阳性症状,但频率不是每天,更重要的一点是,简认识到她的幻听是精神分裂症的一种症状,而不是来自现实世界。这种模式下的阳性症状出现并持续了 6 个月,在那期间,简也坚持着抗精神病药物的治疗,以期尽可能地将这些症状维持在可控范围内。简的例子很好地展现了一种愿景,阳性症状稳定的患者适合通过认知增强训练来解决其在处理速度、心理耐力、详细阐述方面的认知障碍。尽管简显著且持续的阴性症状在她的案例中也是需要关注的一点,但是这并不足以阻碍她的认知训练。实际上,一些研究表明,精神分裂症认知障碍的治疗可以同时改善部分阴性症状[6]。此外,尽管阴性症状很显著,但不足以严重到阻碍她参与治疗。因此,尽管简的阳性症状没有完全消失,但已经得到了控制,相比于那些阳性症状得不到控制且仍然不稳定的患者而言,简能从认知训练里获益更多。

　　另一方面,玛丽表现出令人担忧的阳性症状和对药物治疗的矛盾心理。

她的阳性症状出现的频率很高,几乎是每天都会出现。此外,她对自身状况的感知比较弱,因为她坚信自己的一些妄想信念——自己是真人秀明星。这种情况随着玛丽不能坚持服药而变得更加糟糕,断续性的服药只会降低药物疗效,增大稳定其阳性症状的难度。另外,像许多其他的精神分裂症患者一样,压力对玛丽的影响很大。她对压力非常敏感。这些压力来自阳性症状,也来自渴望但无法实现的独立生活。由于玛丽的认知固化,她很难改变自己的行为模式,很难尝试新的策略来应对压力状况,也很难相信任何新事物能帮助她更好地应对自己的阳性症状。

不幸的是,玛丽所经历的情况在精神分裂症患者中非常普遍。精神分裂症患者往往会长期禁锢在不稳定的阳性症状中。这些症状会干扰治疗并给患者造成压力,最终导致阳性症状的持续产生,并使得患者对这些症状的存在做出妄想性的解释。玛丽可以进行认知训练,但很可能获益甚微,也可能是使得她是真人秀明星这样的妄想部分更加固化。持续性的幻听可能会让她非常难加入小组训练或者电脑训练。关注、集中、完成困难任务以及其他高级认知功能对认知缺陷的精神分裂症患者来说极具挑战。规律性出现的幻听只会让这些挑战更加困难。这意味着认知增强训练对当前玛丽的治疗来说,并不是下一步理想的选择。相较而言,当下应该通过一定的介入,使得玛丽能坚持抗精神病药物治疗,管理自身压力,这将更加有助改善她的病程以及帮助她达到从认知训练干预中获益的状态(见第 4 章和第 7 章)。

9.4　调动患者积极性和参与度

案例研究 9-4

保罗,男性,40 岁,非洲裔美国公民,19 岁时精神分裂症发病。在他年轻的时候,因为患病经历了一段艰难的岁月,并经历了无家可归和滥用药物造成的混乱等。为了稳定自己的症状,经过几年的尝试,他找到了一种喜欢且作用效果比较好的抗精神病药物。他喜欢和他的精神科医生会面,并建立了良好的治疗关系,他并不隐藏感觉中央情报局正在跟踪他的行为的想法,并质疑这些幻想症状的真实性。虽然保罗有时仍有一定程度的偏执,但他的阳性症状在很大程度上是稳定的,他也非常愿意开始去找工作。

保罗紊乱的认知风格,使得他在工作或学校生活中很难集中注意力,常常迷失在任务的细节部分,抓不住目的要点或者主旨。这样的认知障碍使得保罗多次被解雇,因为他总是落后于一起工作的人,并且不能够按时完成与其工作相关的任务。

保罗的治疗师建议他通过接受认知矫正来解决在组织功能障碍方面的问题并向他推荐了"工作思维能力"项目(见第 6 章)。该项目为精神分裂症患者及相关障碍患者提供综合认知训练和就业支持计划[7]。保罗感谢后拒绝了这一提议,他想马上就开始工作,他认为自己毕竟已经失业多年了,不想再浪费更多时间。他对主治医生说:"这些电脑游戏对我有什么用呢,我并不需要在电脑上打游戏,我需要回到工作中去。"

保罗的案例代表了一种情况,认识增强训练对他重新开始工作这样的长期目标的实现有相当大的帮助。但是,保罗意识不到认知障碍和自己的康复目标之间的联系。因此,他对开始一种新疗法犹豫不决,不知道它是否真的能帮助他实现求职目标。精神分裂症相关的认知障碍的治疗目标常常被医生和患者忽视。因为精神病的阳性症状是精神分裂症的主要特征,而认知障碍的修复治疗仅仅在最近几年才开始出现。许多患者,甚至他们的医生,都并未注意到认知在实现个人康复目标中的作用。在精神分裂症发病的时候,治疗的重点是适当地减少精神病症状,在保罗的案例中,他在寻求阳性症状的稳定性方面曾经面临着诸多挑战,意味着他的治疗几乎完全集中在减少幻觉和妄想上。既然这些症状已经得到了良好的控制,保罗自然会疑惑为什么他必须接受另外的治疗项目来实现他重返工作岗位的目标,以及如何关注认知与其康复之间关系。

对执业医生来说,评估和重视认知障碍在精神分裂症患者功能恢复中所起的作用通常是很重要的。随着认知增强方案能有效治疗认知障碍的实质性证据的出现,在医疗提供者群体中引起了极大的热情,围绕着社会认知和非社会认知障碍在精神分裂症及相关疾病过程中所起的作用的相关讨论的出现频率明显高于从前。但是,保罗未经历过这样的交流,在向他推荐工作思维能力项目之前,他的主治医生需要先和保罗一起探讨他的认知风格,以及紊乱的认知风格对他实现求职目标的阻碍。

在向患者介绍任何新的治疗方法时,医生必须从患者的角度出发,以提高患者的治疗参与度和积极性。认知增强也是如此。目前保罗对找工作充满热情,对自己目前的症状恢复情况感到满意,但此时的他没有意识到认知障碍可能会对他的恢复目标造成阻碍。与其从推荐工作思维能力项目入手,临床工作者更应该先让保罗参与到关于他的康复目标和影响这些目标实现因素的相关讨论中去。讨论的主要内容应该是关于保罗的紊乱的认知风格,然后引导他反思这样的认知方式在以前的就业中给他造成的困扰。通过这样的方式,使得保罗分析自己目前的优势和所面临的挑战时,也能开始考虑到有组织性的思考与就业成功之间的关系。

许多患者没有意识到他们的认知障碍与自身状况的关联,并且认知障碍与康复目标之间的联系往往不是治疗讨论的重点。与其他心理治疗一样,患者的积极性和参与度是成功完成治疗和达到预期效果的重要因素。保罗的案例说明了与患者围绕他们的认知优势和弱势进行充分讨论的重要性,这样更能让他们意识到这些问题是治疗和恢复中的重要因素。保罗的案例还强调了建立认知障碍与更大的功能恢复目标的联系的重要性。如果临床工作者能够帮助保罗建立起更有组织性的思考方式与求职成功之间的联系,保罗将更愿意参与到工作思维能力的项目中,并被激励着在参与项目中倾注更多的努力。我们在临床实践中观察到的最一致的情形之一是患者参与认知增强方案时付出得越多,他们就越有可能从他们的付出中得到有意义的回报。正因如此,执业医生帮助建立起认知与患者个人恢复目标之间的关系,在治疗会谈中不局限于阳性症状的治疗是很必要的。通过从患者的角度出发,勾勒出认知与功能之间的联系,患者将更有动力来参与认知训练,从而有更大的可能性从训练中获益。

9.5 自下而上和自上而下的练习

案例研究 9-5

汤姆,男性,22岁,白种人,最近患上了分裂情感障碍。他的阳性症状和情绪症状经过抗精神病药物和心境稳定剂治疗后得到较好的控制。但是,他在使用问题解决、规划和制定策略来应对日常生活所需的基本任务方面仍然存在巨大的困难。他很难安排好自己的一天,无法顾及家庭事务,也无法正确参加预约治疗。他经常在错误的日期出现在诊所,当他被安排去见社区服务员的时候,通常也会缺席或迟到。汤姆和他的主治医生一直在讨论他在日常生活中遇到的这些困难,以及执行功能、策略性思考等认知障碍在他参与预约治疗和完成日常活动等方面所起到的作用。

案例研究 9-6

　　齐,25 岁,亚裔女性,也是最近患上分裂情感性障碍。像汤姆一样,齐的疾病症状和情绪症状经过药物治疗之后成功得到了控制。但是,她在快速处理信息方面仍然有着巨大的困难。尽管齐的幻听症状在接受抗精神病药物治疗之后减轻,但齐仍然需要花费几秒才能回答问题。齐有着明显的行动迟缓,肢体语言匮乏,虽然她能在最具挑战性的情况下解决问题,但需要花费大量的时间。她的精神耐力下降,明显无法跟上对话的节奏。齐和她的治疗医生一直在讨论关于她下降的精神耐力和缓慢的处理速度,并且认为这些是阻碍她重返大学生活的主要原因。

　　汤姆和齐表现出两种不同的认知风格类型。汤姆在更高层次的思考和执行功能方面有较大的障碍,主要表现为问题解决、规划和策略性思考的困难。齐是另一种情况,高层次的思考和执行功能未受损,但被认知障碍"拖慢了",在信息处理和理解上都表现迟缓。MATRICS 认知功能评估成套测验(MATRICS consensus cognitive battery,MCCB)[8]神经心理学测试结果揭示了汤姆和齐不同的认知特征(表 9-1)。

表 9-1　汤姆和齐的 MCCB 神经心理学测试结果

认 知 领 域	汤姆的百分位数(%)	齐的百分位数(%)
处理速度	50	10
注意/警觉	52	5
工作记忆	20	75
视觉学习和记忆	30	20
语言学习和记忆	15	50
推理和问题解决	10	60
社会认知	25	40

　　汤姆有着正常的注意和处理速度,但是工作记忆、问题解决和语言学习方面有明显障碍,这些障碍也影响到了其社会认知。齐有着极好的工作记忆和高于平均水平的问题解决能力,但是在处理速度和注意力方面有明显障碍,也

进一步影响到了其视觉学习。齐的社会认知虽然存在损伤，但受损程度不及汤姆。面对这两种认知特征，应该选择不同的认知增强方案。

针对齐的处理速度和注意损伤，比起自上而下的方案，自下而上的认知训练方案将更有帮助。如第 4 章所述，自下而上的认知增强方案着重于提高早期信息处理和认知基础，即低阶的认知能力，如注意和处理速度等。这种方案的基础假设是信息以一种"嘈杂"的方式进入大脑，造成了处理速度的延迟和使得大脑很难集中于特定的刺激。许多的研究记录了出现在精神分裂症患者视觉和听觉系统中的这些障碍[9]。Posit Science 公司开发的 brainHQ 自动化神经认知训练程序是一个自下而上的认知训练方案。它通过反复练习听觉辨音任务来增强听觉信号处理。该治疗在促进患者听觉信号处理能力的提高和其他认知增强方面已显现出效果[10]。这一方法可能最适合齐，通过解决她的注意和处理速度方面的基础损伤，更进一步再改善记忆、问题解决和社会认知等方面的损伤。

汤姆所经历的推理和问题解决方面的高阶损伤模式，自上而下的认知增强方案对他更有效，自上而下的方案集中于首先解决高阶执行功能技能，认为基本记忆和学习方面的低阶困难是由于规划的紊乱、问题解决和策略性思维造成的(见第 4 章)。神经心理学家 Bracy 开发的 PSS CogRehab 基于计算机的神经认知训练组件对汤姆来说是合适的，在这一训练中，汤姆可以处理高阶的问题解决任务，那些任务需要他提前制订计划和策略来完成的训练练习。通过发展更好的问题解决能力，汤姆有可能提高其他方面的执行障碍，如工作记忆、社会认知障碍等。

汤姆和齐的案例阐明了精神分裂症及相关障碍患者可能遭受的认知障碍的多样性。面对这些异质性问题，临床工作者必须注意不同的认知增强方案都是针对不同认知障碍情况设计的。虽然目前还没有证据表明自下而上和自上而下的训练方法哪个更有效，但是根据患者的认知障碍特征往往能确定出适合的训练方法。对那些经受着低阶认知能力(如注意力和处理速度方面)缺陷的人，自下而上的方案应该更有效。对那些经受着问题解决、规划和执行功能等高阶认知障碍的患者，自上而下的方法能更有效地直接解决这些认知缺陷。重要的一点是，精神分裂症患者的认知特征往往并不像汤姆和齐那样明显，更常见的表现形式是高阶和低阶损伤的共同作用。更多的证据表明，精神分裂症患者普遍存在影响多个认知领域的一般性认知障碍，而不是单一特征的认知障碍[11]。这表明临床工作者需要为解决精神病分裂症及相关障碍患者的多种类型的高阶和低阶的认知障碍做好准备。MCCB 神经心理学评估量表能通过鉴别每个患者所需要改善的具体认知特征,帮助医生有针对性地推荐相关的认知增强方案,不论是自上而下、自下而上或者两者结合的类型。

9.6　个体化治疗方案

为了使认知增强的效果最佳和促进药物治疗,认知训练模型需要根据患者的认知障碍类型、所处优势、相应目标来制订对应的方案。前面保罗的案例阐明了建立认知增强策略和有意义的功能恢复目标间的联系来提高患者积极性的重要性(例如,强调保罗的组织能力对他维持工作的重要性)。这样的联系对功能和恢复目标是重要的,但不仅仅是为了提升患者积极性,也是为了得到更广泛的功能改善结果。实现有效认知增强的一个关键因素是让患者(也包括临床医生)更好地认识认知障碍是如何阻碍康复和功能目标恢复。患者认识这些认知障碍以及这些认知障碍在功能缺失中的作用,大部分人都会被激发出解决这些问题的积极性,临床工作者和患者也能发现那些对患者个人治疗目标影响较大的认知因素。提高对认知和功能间联系的认识,有助于临床工作者制订和患者功能恢复最相关的认知训练和指导策略。考虑到每个患者的目标是不一样的,这就使得治疗的个性化和定制化成为认知增强实践中重要的一部分。

对患者而言,有许多的认知增强方案定制方法。一些项目只使用了相当少的定制,给不同的患者提供标准化训练。其他一些项目侧重于根据患者的神经心理学特征定制认知练习,通常是基于一整套认知评估或者认知任务表现结果实现的自动化定制。后一种方法聚焦于每个患者的特定认知缺陷,对制订认知增强策略更有帮助。尽管这些方法有效,却没有充分考虑认知训练和患者功能恢复之间的联系。这类的方法通常依赖于专门的认知训练软件。例如,brainHQ(见第 5 章),在其他的训练包中又无法应用;应用认知增强疗法[12]来制订"康复计划"是第 3 种个体化认知训练方案,具有广泛适用性。

认知增强治疗中的康复计划,简明地描述了患者参与认知训练的主要目的,患者正经历的认知障碍对这一目的实现造成的阻碍,以及一系列能用来帮助解决认知障碍和促进目标实现的策略。这一恢复计划的基本结构如表 9-2 所示。

表 9 - 2　认知增强疗法中个体化康复计划的结构

目的：在认知训练项目的时间框架内，认知障碍相关的患者切实可达的治疗目标。

问题：阻碍目标实现的主要认知问题。

策略：1. 列出患者能用来解决问题和实现目标的可用策略。

　　　2. 策略通常包含应参与的认知训练。

　　　3. 策略中也应包含认知训练外的活动和锻炼，来促进策略的应用和推广。

　　　4. 除认知训练外，许多策略还注重压力管理、运动和其他可用于提高认知能力的基本心理技巧。

　　在该康复计划中，临床工作者必须谨慎地选择患者的训练目标，不仅对患者要有意义，同时也要考虑该目标和实际的认知障碍是相关的，且通过认知训练项目的进行是切实可达的。因此，在某种程度上，所选目标的本质内容需要适应于项目周期的长度。10~12 周的短期项目可能会对短期目标更有益，如提高组织能力、注意力以及社会交往能力等。长期项目，如认知增强疗法提供的为期 18 个月的训练，对长期目标的实现更符合实际，如重返校园和工作等。但是对某些人来说，18 个月的训练对重返校园和正常工作来说还是不够。临床工作者应该谨慎地选择在患者的干预期内能合理实现的训练目标。条件允许的情况下，目标的选择应该尽量由医生、患者及其家属共同商定。共同的决策对于患者的参与性是很重要的，如果医生选择了他认为患者需要，但实际患者并不觉得需要或并不重视的那些目标，治疗效果就非常有限（见第 4 章）。

　　选择需要解决的问题时，应关注与目标实现明显相关的认知问题。例如，目标是关于有注意困难的患者想重返校园，维持注意力的认知困难就应该选为待解决的问题。通常，有着各种各样的认知问题会阻碍患者实现目标。临床医生可以把这些问题都列出来，但是要注意在一次治疗过程中，除了在项目框架下可解决的问题之外，不要尝试解决过多的其他问题。根据我们的经验来看，一次同时集中于解决 2 个或者 3 个以上的问题的可行性比较低，即使是在一次周期相对比较长的认知增强项目中也很难实现。

　　最后，在确定好目标和待解决的问题后，患者和临床工作者可以共同选择一些用于解决问题的策略，帮助患者达成治疗目标。这些策略不仅包括患者需要参与的认知训练练习，也应该纳入一些在日常生活中可以进行的策略来提高思维和认知。一般包括运动锻炼、规律健康的睡眠、更频繁的参与社交和适当的放松，这些都能影响认知。临床医生必须仔细地确定除认知训练外，患者在日常生活中能用来提高他们认知的一些策略,同时也要注意多应用从认知训练中学习到的策略,以期促进训练策略的普适性和在更可控的治疗背景下改善功能。表 9-3 提供了一些针对不同目标和认知障碍问题的恢复计划,可作为临床医生和患者共同商定恢复计划的指导手册。

表 9-3　认知增强治疗中个体化认知训练的恢复计划示例[13]

示例 A

目的:提高对话过程中的注意力。

问题:难以维持注意/容易分散。

策略:1. 提示自己要集中注意力。

　　　2. 在认知增强治疗小组训练中记笔记,避免注意力分散。

　　　3. 在会话过程中积极地倾听、提问。

　　　4. 和别人交谈的时候关注交谈的主旨。

　　　5. 在会话中尝试向对方复述。

　　　6. 用计算机训练提高注意力。

示例 B

目的:提高工作表现。

问题:缺乏积极性,感觉进度缓慢。

策略:1. 制定每日的睡眠计划表并坚持执行。

　　　2. 在认知增强治疗小组训练中自愿申请担当主席。

　　　3. 通过计算机训练提高处理速度。

　　　4. 将任务分解成多个小部分。

　　　5. 完成工作时给自己一定奖励。

　　　6. 和医生商量是否可以调整自己的药物剂量。

示例 C

目的:扩大交友圈。

问题:社交范围窄。

策略:1. 评估情况以确定想进一步了解的人,设法开启并保持对话。

　　　2. 使用认知增强治疗策略:积极的倾听、换位思考、有前瞻性、社会环境评估。

　　　3. 维系好已有的朋友,与此同时,结交新朋友。

　　　4. 和人交谈时学会幽默;尝试放轻松,不要太严肃;训练积极的心理暗示。

　　　5. 学会用详尽的表述方式多向别人吐露心声。

9.7　我应该选择怎样的治疗

在精神分裂症患者中,已有超过 40 项认知增强方案的随机对照实验研究。尽管研究表明,这些方案通常能有效改善认知、功能以及一定程度的精神疾病症状,但由于认知训练方案种类繁多,且缺少不同方案间实验结果的横向比较,临床医生和决策者很难判定哪种认知训练方案对某个参与者或某个患者群疗效最优。仅凭现有的基础证据,很难回答"什么样的认知增强方案对谁能起作用"这样的问题。有研究者提出可以根据相关荟萃分析来评估方案效果,从而选出效果最好且标准差最小的治疗方案。在这些报告中,brainHQ、Cogpack 和认知增强治疗都被认为是对精神分裂症认知训练最有效的认知训练项目,但在比较这些项目的结果时,还需要考虑参与对象的治疗方案、治疗持续时间和患者特征。不同临床试验的认知干预效果很难进行比较,因为患者纳入标准和干预前的治疗方法不同,且缺少一对一的对照。

目前看来,无论是为了实施,还是推荐给患者,基于患者的当前需求来选择认知训练干预可能是最佳的方式。如果患者所呈现的一系列认知障碍主要是神经认知方面的,那么,只提供神经认知训练的方案可能是最有益且是最有效的。如果患者主要在规划、问题解决和组织等高阶认知功能中存在障碍,那么自上而下的训练方案可能是最有效的(如 PSS CoRehab)。如果患者在注意和处理速度等低阶认知方面存在显著障碍,诸如 brainHQ 这种自下而上的训练方案可能是最有效的。如果患者有明显的社交障碍和社会情感信息处理障碍,像认知增强治疗这种集成了神经认知和社会认知训练的方案可能是最佳的选择。临床医生可以用第 5 章和第 6 章中提到的方法了解不同的认知增强方案和它们的侧重点,并且根据患者所表现出的问题、神经心理学评估和其他可用数据来选择合适的训练方案。

最后,考虑到认知增强在社区治疗中的新特性,可行性是认知增强的基础治疗推荐中最重要的准则。在美国大多数州,采用任一认知训练方案就已经很幸运了,更不用说提供了多种认知训练方案可满足多种患者群体需求的情况。在大多数情况下,临床医生在他们的领域内可能只掌握了一种治疗方案,这一方案将成为唯一的选择,即使它不是那么契合患者的需求。当考虑到执行的时候,可行性也是重要的考量因素,因为在没有额外项目资助的情况下,很多机构难以执行复杂的方案,会把针对性较强且综合性较弱的治疗方案作为最可行的方案。有效的认知增强方案的常规整合需要临床医生、治疗方案制定者、患者及其家属的共同支持,因为这样的干预项目目前缺少报销规范,或者报销范围不包括此类费用。以后,希望关于该为每位患者提供哪种具体的治疗给出更多证据支持,同时,也要求临床医生能选择出一个基于证据的、针对患者需求的、可行性高的认知训练方案。

9.8　总结

- 对精神分裂症和相关疾病患者来说,认知增强训练并不是首要的治疗方式,在开始认知训练之前,临床医生应先保证患者的基本生存需求得到满足,疾病症状稳定。
- 目前,认知增强方案的选择基于可行性、实用性和患者需求;以后的研究应该给出不同的训练方案间一对一的比较,用来确定对什么样的患者而言,哪些治疗是最有效的。
- 不管最后选的是哪种认知增强方案,应和患者共同商榷,建立个人的康复目标和认知障碍之间明确的联系是相当重要的。
- 认知增强方案应该满足患者个体化的独特需求,康复计划在个体化治疗方面是有效的。

（周杰、王继军,译）

参考文献

［1］ McGurk S R, Twamley E W, Sitzer D I, et al A meta-analysis of cognitive remediation in schizophrenia［J］. Am J Psychiatry: 2007b, 164(12): 1791 – 1802.

［2］ Wykes T, Huddy V, Cellard C, et al. A meta-analysis of cognitive remediation for schizophrenia: methodology and effect sizes［J］. Am J Psychiatry, 2011, 168(5): 472 – 485.

［3］ Kurtz M M, Richardson C. Social cognitive training for schizophrenia: a meta-analytic investigation of controlled research［J］. Schizophr Bull, 2011, 38(5): 1092 – 1104.

［4］ Newman L S. What is social cognition? Four basic approaches and their implications for schizophrenia research［M］// Corrigan P W, Penn D L. Social cognition and schizophrenia. Washington DC: Amercian Psychological, 2001: 41 – 72.

［5］ Maslow A H. A theory of human motivation［J］. Psychol Rev, 50(4): 1943, 370 – 396.

［6］ Eack S M, Mesholam-Gately R I, Greenwald D P, et al. Negative symptom improvement during cognitive rehabilitation: results from a 2-year trial of cognitive enhancement therapy［J］. Psychiatry Res, 2013, 209(1): 21 – 26.

［7］ McGurk S R, Mueser K T, Xie H, et al. Cognitive enhancement treatment for people with mental illness who do not respond to supported employment: a randomized controlled trial［J］. Am J Psychiatry: 2015, 172(9): 852 – 861.

［8］ Green M F, Nuechterlein K H, Gold J M, et al. Approaching a consensus cognitive battery for clinical trials in schizophrenia: the NIMH-MATRICS conference to select cognitive domains and test criteria［J］. Biol Psychiatry, 2004, 56(5): 301 – 307.

［9］ Erickson M A，Ruffle A，Gold J M. A meta-analysis of mismatch negativity in schizophrenia：from clinical risk to disease specificity and progression ［J］. Biol Psychiatry，2016，79（12）：980－987.

［10］ Fisher M，Holland C，Merzenich M，et al. Using neuroplasticity-based auditory training to improve verbal memory in schizophrenia ［J］. Am J Psychiatry，2009a，166（7）：805－811.

［11］ Dickinson D，Ragland J D，Gold J M，et al. General and specific cognitive deficits in schizophrenia：Goliath defeats David ［J］. Biol Psychiatry，2008，64（9）：823－827.

［12］ Hogarty G E，Greenwald D P. Cognitive enhancement therapy：the training manual［M］. Pittsburgh，PA：CET Training，LLC，2006.

［13］ Eack S M. Cognitive remediation：a new generation of psychosocial interventions for people with schizophrenia ［J］. Social Work，2012，57（3）：235－246.

第 10 章

评估和监测治疗反应的方法

10.1　引言

　　针对精神分裂症及相关障碍患者,个体化和优化认知增强的方法可根据个人的独特需求和目标调整训练的方式和参数,以及了解个人认知和临床因素是如何影响治疗选择和疗效的。此外,随着新的治疗方法的实施,良好的临床实践表明,即使在研究范围之外,监测其对患者的影响结果也是至关重要的。有效认知和临床评估是了解治疗选择和个体化中的患者因素,以及评估认知增强干预措施影响的核心。第 8 章和第 9 章中描述的大部分内容,都是关于针对个体患者的独特情况进行个体化治疗,这在很大程度上依赖于先前的评估数据。自下而上或自上而下的训练方法是否合适,取决于对低阶和高阶认知障碍程度的理解。这些认知障碍不是一般精神分裂症患者所经历的,而是坐在医生办公室等待治疗的某位患者所经历的。此外,定制认知增强和制定个体化康复计划依赖于医生和患者之间的协作讨论和数据收集,以了解最紧迫的认知问题以及它们如何帮助患者实现有意义的功能目标。这些数据的收集在研究环境之外可能看起来很深奥,但最佳临床实践模型表明,评估应该是在实施新型干预措施过程中一个持续不断的部分。第 4 章概述了全面的临床和认知评估方法。本章将介绍研究环境之外的社区工作者,用来评估向他们寻求帮助的患者的认知优势与挑战的评估工具,以及在认知、临床和功能方面监控患者认知训练疗效所使用的评估工具。

10.2　标准化神经心理学评估

　　认知增强的研究证据在很大程度上依赖于已在实践中使用了数十年的标

准化神经心理学测试。这些测试在第 1 章中对评估认知的讨论中出现，包括韦克斯勒成人智力量表(Wechsler adult intelligence scales)、威斯康星卡片分类测验(Wisconsin card sorting test)、连线测验 A 和 B(trails A and B)，以及其他常见的标准神经心理学评估[1]。这些测试需要通过专业的心理测试人员(通常是博士水平的心理学家)进行大量练习和管理，使其成为很好的研究方式。但对于社区临床实践而言，可能较难找到受过可靠训练的心理学家，效果就不那么理想了。对有测试资源的机构来说，MATRICS 公认认知成套测验(MATRICS consensus cognitive battery)[2]是标准化神经心理学评估的一个不错的选择，因为它将一些最可靠和相关的精神分裂症认知测试合并到一个评估单元中。MATRICS 公认认知成套测验已成为研究认知增强干预措施领域的评估标准，它是认知塑造和监测治疗反应的一种有价值的工具。我们还建议使用完整的 MSCEIT[3]来补充 MATRICS 公认认知成套测验提供的相当有限的社会认知评估。标准化的自我管理认知评估，如 Penn 计算机化神经认知成套测验 (Penn computerized neurocognitive battery)[4]，在测试资源有限的情况下也是很好的选择，但仍然依赖于神经心理学专业人员进行设置和解释。当一个机构有足够的机会接触到心理学家和测试人员时，我们强烈建议使用标准化的神经心理学评估来监测认知增强期间的治疗进展。

10.3　适用于临床工作者常用的认知变化测量

　　许多中小型机构的工作人员中没有博士水平的心理学家或其他有资格进行标准化神经心理学测试的专业人员。在这种情况下，评估也必不可少。如果没有充分了解患者的认知需求，医生就会"盲目飞行"，由于缺乏患者的认知情况反馈，不知道何时尝试不同的治疗方法、何时结束训练。然而，测试专家的缺席意味着这些机构转而寻求对从业者友好的认知能力评估工具。这些评估的心理测量远远少于那些包括在 MATRICS 公认认知成套测验中的内容，可能是不够可靠和有效的认知能力指标。它们不应该用于诊断学或严肃的临床评估中，但对快速和全面地了解患者的认知能力很有帮助。

　　一项被反复发现有助于研究和临床实践的措施是认知风格和社会认知适应性评估(cognitive styles and social cognition eligibility interview)，包含在附录 A 的认知增强治疗训练手册中[5]，参见 www.CognitiveEnhancementTherapy.

com。该测试包括 45～60 分钟的结构化访谈,评估患者的认知风格(动机缺乏、紊乱或欠灵活),提示需要治疗的社会认知障碍。在这样的访谈中,临床训练过的访谈者,通常为硕士水平的临床工作者,可以不是心理学家,通过向患者提出一系列问题,根据其答案来评估患者的认知风格与挑战。例如,访谈者问患者:"你的精力如何?""你每天休息或睡眠多少小时?" 这些问题是评估动机缺乏的认知风格访谈的一部分,如果一个患者回答说她正经历低精力水平,每天睡 12～14 小时,包括午睡,这就意味着她可能缺乏动力和精神耐力。通过一系列这样的问题,访谈者收集关于这 3 种认知风格的信息,然后根据这些风格的标准给出评分。在完成访谈和相关的评分量表后,临床医生对每种认知风格进行独立的评分,并能够确定哪种风格最突出,以指导、实施特定患者的治疗计划。类似的信息也适用于社会认知挑战。当社区环境中没有标准化神经心理测试的人员资源时,认知风格和社会认知适应性评估容易获得和实施,成为一个很好的潜在选择。

正如第 1 章所述,简明精神分裂症认知评估测验(brief assessment of cognition in schizophrenia, BACS)是一种很好地替代 MATRICS 公认认知成套测验的测量神经认知能力的方法,适用于训练有限、时间紧迫的从医人员。该成套测验比 MATRICS 公认认知成套测验短得多,需要大约 30 分钟来管理和覆盖认知领域,如处理速度、语言学习和记忆、工作记忆和执行功能。该测试最初设计为纸笔测试,在这种模式下得到广泛验证。BACS 应用程序是一个基于计算机的表格版本,它也被开发出来,这大大有助于成套测验的管理,并与测试的标准纸笔版本相一致。

对于无法通过表现评估认知的临床工作者,另一种针对精神分裂症患者开发的且证实有效的、基于访谈的简短评估是精神分裂症认知功能评测量表(schizophrenia cognition rating scale, SCoRS)[6]。该量表包含 20 项基于访谈的测量,与认知风格和社会认知资格访谈一样,向患者提出一系列与他们的认知能力相关的问题。例如,"你在记住你认识的人的名字时有困难吗?"问题涉及广泛的认知领域,包括社会认知和非社会认知,在很大程度上与 MATRICS 公认认知成套测验的评估相对应。访谈大约需要 12 分钟完成,1～2 分钟用以评分,理想情况下包括患者及其家属或与患者有定期接触的其他人的访谈。研究表明,SCoRS 结果与表现性测量方法是一致的,并且与精神分裂症患者功能结果的预测相关联[6]。

最后,Penn 计算机化神经认知成套测验包括一种不太简短但易于管理的、基于表现的认知评估成套测验。该成套测验通过计算机呈现非标准化神经心理学任务来评估注意力、记忆力、空间能力、运动速度、语言、认知灵活性和情感处理。临床工作者如果寻求某种特定领域,可以从该成套测验中选择对应的测试。Penn 计算机化神经认知成套测验的一个独特之处在于它通过3 个不同的情绪感知相关测试对情绪处理进行综合评估,比大多经过验证的神经认知系列更能涵盖具体领域的社会认知。对精神分裂症患者来说,完整的 Penn 计算机化神经认知成套测验可能需要 1 小时或更长时间才能完成,然而,人们也开发了专注于记忆、执行功能和情感处理的简短成套测验,大部分可以在 30 min 内完成。计算机化和很大程度的自主填写是 Penn 计算机化神经认知成套测验的一个显著优点,可大大减少测量者和测试实施者的训练与负担。患者可以在很少指导的情况下轻松完成,最终自动计算得分。

关于社会认知,完整的 MATRICS 公认认知成套测验是一个很好的选择。我们之前已经观察到,它是有效的心理测验,对分裂症患者的变化敏感[7-8]。MSCEIT 是一项长时间(20～60 分钟)的关于情商的社会认知评估,涵盖了情绪感知、促进、理解和管理等情绪处理领域[9]。MSCEIT 是基于表现的评估,它不是依靠自我报告,而是让参与者解决情绪问题(例如,为一种表情匹配一种情感标签,确定最佳策略来管理情感状态)。该量表的管理情绪子量表已包含在 MATRICS 公认认知成套测验中。虽然 MSCEIT 较复杂,但由于其主要通过计算机自我管理,因此对从业人员非常友好。患者在线完成测试,该测试根据智力指标(平均值为 100,标准偏差为 15)生成标准分数,供医生评估或监测患者社会认知变化,以及应用于治疗规划。MSCEIT 在精神分裂症研究中得到了广泛的应用和验证,提供了一种独特的、基于表现的社会认知评估,这是其他系列评估测验所不具备的。

除了 MSCEIT 还有许多其他的社会认知测量方法,这些方法对于实践者来说容易实施。Penn 计算机化神经认知成套测验包含一套基于计算机的情绪处理评估,如 Penn 情绪识别测试(Penn emotion recognition test)[10],该测试已被广泛应用于精神分裂症患者的社会认知研究中。该评估需要 10～15 分钟才能完成,通过计算机完全自动执行,并将提供有关个人理解和识别人脸情感标签能力的额外信息,这是精神分裂症患者的常见问题。为了评估情绪处理之外的领域,临床工作者可以使用社会认知剖析(social cognition profile),这是一种由临床工作者评估,并表明成年人社会认知的行为指标,最初与认知增强治疗一起使用。与其他领域标准的社会认知测量方法相比,社会认知剖析虽然在精神分裂症患者中得到的心理评估较少,但在《认知增强治疗手册》中很容易找到。它易于管理,且涵盖了广泛的社会认知结构,从采纳观点到为预见提供支持。另一种新的社会认知测量方法是"跨领域关系测量"(relationships across domains,RAD)[11]。它由一系列描述两个个体之间关系的小片段组成。在每个小片段之后,根据场景中预先设定的信息,受访者会被问到一系列问题,即来自两个人之一的某些行为是否反映了他与其他人关系的特征。通过这样的方法,RAD 获取受访者是否了解任务中出现的社会关系和不同关系模型,这使得 RAD 成为一种有别于常用评估方法的独特社会认知能力评估方法。它的操作过程较长,需要足够的阅读能力,大约需要 35 分钟来完成,但它很大程度是自行填写的,因而易于被临床工作者接受。

10.4 功能性结局评估和"现实世界"变化

认知增强过程中变化的测量不应停留在认知评估上,因为临床工作者、患者及其家属都对"现实世界"中的功能更感兴趣,而不是神经心理学测试获得的内容。回顾第 3 章,认知增强治疗只是达到目的的一种手段,其目的是提高精神分裂症和相关障碍患者的功能。因此,除了测量认知变化,医生还必须在治疗过程中获得功能变化的评估。文献中有许多经过验证的患者功能测量方法,一些机构已经在日常实践中实施了这些测量方法。在这种情况下,我们建议医生依靠现有的基础设施来评估功能变化,因为这将提供先前评估的历史基线,减轻患者和从业人员的评估负担。

当没有功能结果测量策略的设置时,我们建议通过患者和其身边人员(如临床医生、家庭成员)的视角进行简要评估。先前的研究表明,患者自我报告的功能评分,不比其临床医生或家庭成员的评分有效[12]。一个衡量功能结果的简单且简短的方法是功能全局评定量表(global assessment of functioning,GAF),用 100 分制对患者的功能和(或)症状进行评分,得分越高代表功能越好。该方法具有快速、通用性强的特点,由于其被纳入《DSM-Ⅳ》中,在日常临床实践中得到广泛使用。GAF 方法简单、易于管理,但与其他功能结果评估方法相比,它的可靠性和有效性较差。因此,通过该方法获得数据的精准性和稳定性可能受到限制。在决定此量表是否适合监测患者功能时,临床医生需要权衡其局限性和优点,主要是考虑简单性和速度。

另一个测量患者功能的简单方法是世界卫生组织生存质量测定量表简表(World Health Organization's quality of lifescale,WHOQOL-BREF)[13],涵盖了身体健康、心理健康、社会关系和环境等方面的功能。WHOQOL-BREF 是一种自我报告的测量方法,因此它是对生活质量的主观评估,在文献中得到了广泛的验证。该量表由 26 个项目组成,按照 5 分制进行评分,得分越高,表示患者对生活质量的感知越好,评定过程要耗时 15~20 分钟,具体视患者而定。评分通过手工计算在线评分文档得到,供从业人员使用,以监测量表评估的每个领域的生活质量变化。由于 WHOQOL-BREF 是自我报告测量,我们建议结合一些来自旁系亲属的患者功能测量,以便从多个视角更全面地评估患者的功能恢复情况和生活质量。

功能等级量表(specific levels of functioning scale,SLOF)[14]提供了一个患者身边人员(如家人、监护者和临床医生)角度的全面功能评估,包括身体功能、个人护理、社会功能、日常生活活动和工作等方面。SLOF 是一个理想的与自我报告配合的工具,因为它关注于像临床医生这样的旁证性报告。它由 43 个项目组成,按 5 分制评分,得分越高,说明患者功能性越好。在过去的 10 余年里,该评估方法一直被用于精神分裂症的研究,被兰德公司的专家小组认定为该领域功能结果的最佳评价指标之一[15]。因为其评估的数量较多,SLOF 测量时间较长,大约需要 20 分钟完成。对于其他可用的功能结果测量方法,我们建议从业人员回顾现实世界验证结果(validation of everyday real-world outcomes,VALERO),确定出在日常实践中可靠、有效且可用的测量方法[16]。

10.5 临床结局监测

临床状态的评估,包括阳性、阴性和一般的精神病理症状,可能并不是纳入认知训练计划的明显指标。但是,在认知增强过程中跟踪临床结果可能很重要。原因有很多,首先,先前的荟萃分析确实表明,阳性症状对认知增强有适度但显著的影响。其次，同样的荟萃分析证据表明，治疗开始时阳性症状越明显的患者，认知训练带来的认知增益就越少。接着，如第 8 章所述，症状稳定性是纳入认知增强计划的重要资格标准。最后，对医生来说，监测症状稳定性以确定在治疗过程中是否真实地发生了认知变化，往往是很重要的。根据不同的临床状态，认知能力也会有所不同。另外，药物治疗或其他变化引起的阳性症状变化可以反映在反复的认知评估中。为了避免这种"伪特异性"，医生必须监测临床状态，结合可能发生的任何临床变化评估认知变化。因此，最初评估临床症状往往很重要，由于认知训练对症状领域存在潜在影响，医生在整个治疗过程中监测症状状态也是有益的。

精神分裂症研究存在大量的简要症状成套测验。一个常用的测量方法是《简明精神病评定量表》(brief psychiatric rating scale，BPRS)，包括 18～24 个条目(取决于版本)。临床医生或访谈者使用这些条目来评估一系列广泛的精神症状，从阳性症状到阴性症状，再到与抑郁相关和(或)焦虑相关的症状。BPRS 是精神健康和精神分裂症研究中应用最广泛的精神症状学临床评估之一。该访谈形式的测量需要 15～30 分钟，我们建议临床医生使用固定版本来增加评分的可靠性。条目以 7 分制评分，从完全不存在(1 分)到极其严重(7 分)，根据访谈问题和访谈期间收集的观察数据进行评分。由于 BPRS 简明扼要，对任何单一的精神病理学领域(如阳性症状)的覆盖仅限于几个条目，这可能会阻碍对个别临床领域更深入的评估。然而，作为一项监测常规临床结果和认知增强合适性的方法措施，BPRS 非常适合急于获得临床精神病理学可靠评估的临床医生。

为更深入地评估阳性和阴性症状，阳性症状评估量表(scale for assessment of positive symptoms，SAPS)和阴性症状评定量表(scale for assessment of negative symptoms，SANS)是为这些领域提供可靠且有效评估的两种方法。SAPS 和 SANS 都是基于访谈的测量方法，类似于 BPRS，它们不应该以自我报告的测量方法来完成。SAPS 包括 34 项具体的阳性症状，按 6 分制评分，从完全没有(0 分)到非常严重(5 分)。SANS 包括 25 项具体的阴性症状(包括一些认知症状)，也与 SAPS 采用相同的 6 分制。这两组量表加在一起约需要 2 小时才能完成。它们代表了相应领域阳性和阴性症状学的"金标准"，可能比仅监测认知增强过程中的临床状态更为全面。最近，简明阴性症状量表(brief negative symptom scale)[17]的制定提供了一个更新和更简短的精神分裂症阴性症状评估，它可以代替 SANS。这份量表由 13 个条目组成，按 7 分制从正常（0 分）到极度严重（6 分）进行评分，大约需要 15 分钟完成，并且显示出与 SANS 的显著一致性。不幸的是，目前还没有针对阳性症状的简短测量。在该情况下，我们建议从业人员使用 BPRS 进行测量。

　　对于特别忙碌的临床医生，他们不需要对症状学的细节进行评估，而是想监测整体临床状况，临床总印象量表（clinical global impression scale，CGI）是一种快速且容易使用的总体临床状态的测量方法。CGI 包括两个部分：一个关注疾病的严重程度；另一个关注临床改善情况。CGI 严重程度量表可能是治疗前或资格筛查中最有用的，它由一个单项组成，要求医生按 7 分制从正常（1 分）到重病（7 分）对患者的精神健康状况的严重程度进行评分。CGI 改善量表可能对监测临床变化更有用，与严重程度量表相似，它要求医生在 7 分制量表上给定基线（如自开始认知增强治疗以来的）临床变化程度进行评分，范围从显著改善（1 分）到非常糟糕（7 分）。这两个简单的测量方法可以结合使用，以确定患者临床状态的严重程度，以及是否严重到无法开始认知训练，及在治疗过程中监测整个临床状态的变化。

10.6　根据评估和反馈作出调整

　　收集认知和功能变化有关的评估数据对监测患者在认知增强过程中的进展非常重要。为了使这些数据有益于治疗，不仅需要收集这些数据，而且必须定期审查、分析并纳入治疗中。治疗前进行的评估有助于确定优势和挑战的认知领域，确定患者的主要认知风格，根据患者的具体需求量身定制认知训练计划（见第 9 章案例示例）。在整个治疗过程中还应收集数据、监测反应，并确定是否需要对训练计划进行调整。我们建议临床医生至少在开始认知增强之前、认知训练中期和治疗结束时收集认知和功能数据。治疗前和治疗后的评估能够了解患者的治疗进展和训练计划的效果。中期治疗评估能帮助患者和医生了解到目前为止在认知增强过程中所取得的进展，并在足够早的时候进行，以便在治疗过程中进行调整。阿尼尔的案例提供了一个利用认知训练中期评估结果进行规划和调整治疗的例子。

案例研究

　　阿尼尔是一位 40 岁的印第安裔美国男性,他在 25 岁时患上了精神分裂症。10 余年来,他一直靠抗精神病药物维持稳定,但在维持工作、安排日常活动和完成家务等方面都遇到了困难。他表现出一种紊乱的认知风格,很难跟上谈话内容,神经心理学测试结果表明,他在计划和解决问题方面有明显的困难(表 10-1)。为了解决这些问题,他和临床医生开始使用 PSS CogRehab 组合中的自上而下的执行功能训练方法来提高认知能力。在过去的 3 个月里,他们每周都在 60 分钟会话中使用该软件,阿尼尔的中期治疗神经心理测试结果已完成(表 10-1)。临床医生和阿尼尔回顾了他的中期治疗结果,注意到了在计划和解决问题方面的改进,但也观察到训练过程中的这种进步是缓慢的,考虑到阿尼尔在训练上所做的大量工作,但结果并没有达到临床医生预期的程度。他们讨论了阿尼尔进步的优势以及需要继续努力的方面。

　　阿尼尔报告说,他很难跟上装配线上的同事,且很难集中注意力。因为总是心烦意乱,他不能把注意力维持几秒钟,因此不能很快地做出决定或解决问题。临床医生注意到,在基线时阿尼尔最初确实表现为严重的注意力/警惕性损伤,这也似乎在中期治疗测试结果中持续存在（表 10-1）。她建议培训的重点从执行功能训练转移到注意力训练,解决他持续关注的问题,并对解决问题和规划能力产生下游影响。在阿尼尔的许可下,他们从 PSS CogRehab 的自上而下的方法转换到自下而上的听觉训练方法,专注于使用大脑总部提高注意力。经过几个月的认知能力增强训练,阿尼尔变得越来越有条理,能够在较长时间内保持同一话题的对话,现在他能够完成工作中的大部分任务。治疗结束后的结果显示,患者的注意力和处理速度有了显著提高,规划和解决问题的能力也有了显著提高。

　　上述对阿尼尔通过认知增强所取得进展情景的描述,说明了治疗前评估和中期评估对治疗过程做出重要改变的重要性。阿尼尔注意到,他的认知在中期治疗训练后有所好转,但还不足以对功能产生显著影响。他还注意到,他的困难似乎更多地来自基础低阶认知中注意力方面的障碍。这促使他的临床医生将认知训练计划从自上而下改为自下而上,观察提高阿尼尔的注意力能否对他的工作和其他生活障碍产生有意义的影响。当然,改变发生时,阿尼尔和他的临床医生都不能确定结果,但是他们利用了阿尼尔治疗前和治疗中的评估中所能得到的最好信息来共同决定在认知训练中如何最好地利用时间。在这种情况下,这些信息非常有用,促使为阿尼尔实施一种更有效的自下而上的认知训练方法,强调了在整个治疗过程中持续评估和监测认知变化的重要性。

表 10-1　MATRICS 公认认知成套测验对阿尼尔
进行治疗的神经心理测试得分

领　　域	治疗前（%）	治疗中（%）	治疗后（%）
处理速度	20	20	50
关注/警惕	15	15	45
工作记忆	55	50	55
视觉学习与记忆	40	55	45
语言学习与记忆	45	50	50
推理和解决问题	10	40	55
社会认知	45	50	45

阿尼尔的案例还说明在实施任何认知增强计划时都应该灵活(图 10-1)。如果临床医生继续坚持使用更高阶的训练方法,阿尼尔的注意力障碍不会得到解决。因此,治疗期间取得的收获可能会更有限。在认知训练过程中了解需要改变训练方法或重点的信息并不罕见,尤其是在一个有意义的、为期数月的治疗过程中收集了连续评估数据的情况下。临床医生应该使用这些信息来持续指导治疗过程,确定什么时候已经取得了足够的进展来转移到新的认知

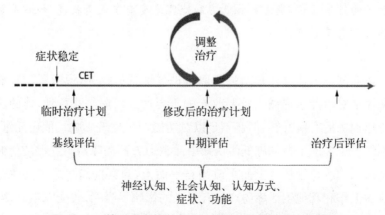

图 10-1　基于治疗前和中期评估的认知增强适应性策略

领域,并确定什么时候结束治疗。大多数证据表明,精神分裂症患者需要 60 小时的认知训练才能实现有意义的认知反应,但个体的反应可能存在显著差异,这进一步强调了评估和监控每个患者治疗进展的必要性。

10.7　总结

- 所有的认知增强计划都应该包括标准化的方法来评估和监测患者在认知和功能方面的反应。
- 临床评估在认知增强计划中是有用的,以确保患者足够稳定、有资格被纳入,并确定认知变化是由于治疗还是其他临床因素。
- 对患者进展的中期评估对于了解当前培训计划的效果,以及确定是否需要改变计划使患者更好地康复提供了一个极好的机会。
- 在认知增强过程中,几乎每个重要的评估领域都有一个经过验证、简短的测量方法,它们容易掌握且易于在社区中实施。

（张婕、张天宏,译）

参考文献

［1］ Chelune G J, Curtis G, Heaton R K, et al. Wisconsin Cart Sorting Test manual: Revised and expanded[M]. Psychological Assessment Resources, 1993.

［2］ Green M F. Approaching a consensus cognitive battery for clinical trials in schizophrenia: the NIMH-MATRICS conference to select cognitive domains and test criteria[J]. Biol Psychiatry, 2004, 56(5): 301 - 307.

［3］ Mayer J D, Salovey P, Caruso D R, et al. Measuring emotional intelligence with the MSCEIT V2. 0[J]. Emotion, 2003, 3(1): 97 - 105.

［4］ Gur R C, Richard J, Hughett P, et al. A cognitive neuroscience-based computerized battery for efficient measurement of individual differences: standardization and initial construct validation[J]. J Neurosci Methods, 2010, 187(2): 254 - 262.

［5］ Hogarty G E, Flesher S, Ulrich R, et al. Cognitive enhancement therapy for schizophrenia: effects of a 2-year randomized trial on cognition and behavior[J]. Arch Gen Psychiatry, 2004, 61(9): 866 - 876.

［6］ Keefe R S E, Poe M, Walker T M, et al. The Schizophrenia Cognition Rating Scale: an interview-based assessment and its relationship to cognition, real-world functioning, and functional capacity [J]. Am J Psychiatry, 2006, 163(3): 426 - 432.

［7］ Eack S M, Hogarty G E, Greenwald D P, et al. Cognitive enhancement therapy improves emotional intelligence in early course schizophrenia: Preliminary effects[J]. Schizophr Res, 2007, 89(1 - 3): 308 - 311.

［8］Eack S M, Hogarty G E, Cho R Y, et al. Neuroprotective effects of cognitive enhancement therapy against gray matter loss in early schizophrenia: results from a 2-year randomized controlled trial[J]. Archives of General Psychiatry, 2010, 67(7): 674.

［9］Salovey P, Mayer J D. Emotional Intelligence[J]. Imagination Cognition & Personality, 1990, 9(3): 217 - 236.

［10］Kohler C G, Turner T H, Bilker W B, et al. Facial emotion recognition in schizophrenia: intensity effects and error pattern[J]. Am J Psychiatry, 2003, 160(10): 1768 - 1774.

［11］Sergi M J, Fiske A P, Horan W P, et al. Development of a measure of relationship perception in schizophrenia[J]. Psychiatry Res, 2009, 166(1): 54 - 62.

［12］Sabbag S, Twamley E M, Vella L, et al. Assessing everyday functioning in schizophrenia: Not all informants seem equally informative[J]. Schizophr Res, 2011, 131(1 - 3): 250 - 255.

［13］World Health Organization. WHOQOL-BREF: introduction, administration, scoring and generic version of the assessment: field trial version[S].Geneva: World Health Organization, 1996.

［14］Schneider L C, Struening E L. SLOF: a behavioral rating scale for assessing the mentally ill[J]. Soc Work Res Abstr Fall,1983;19(3): 9 - 21.

［15］Feea R, Leifker, Thomas L, et al. Validating measures of real-world outcome: the results of the VALERO expert survey and RAND panel[J]. Schizophr Bull,2011,37(2): 334 - 343.

［16］Harvey P D, Raykov T, Twamley E W, et al. Validating the measurement of real-world functional outcomes: phase I results of the VALERO study[J]. Am J Psychiatry,2011, 168(11): 1195 - 1201.

［17］Marder S R. The brief negative symptom scale: psychometric properties[J]. Schizophr Bull, 2011, 37(2): 300.

第 11 章

认知增强研究

——挑战与机会

过去 20 年来,认知增强的干预领域取得了实质性的进展,有着相当乐观的前景。然而,研究结果一般显示的是中等效应量,显然,我们需要更严格的基础研究和转化医学的研究。转化研究应用来源于基础科学研究的新发现(基础层面、转化医学层面 T1);在临床层面(转化医学层面 T2)和社区层面(转化层面 T3)进行转化,以造福人类健康。转化科学是双向的,因此在临床和社区层面的观察可以为基础科学研究提供新信息。在这个领域,重要的是在每个层面都考虑关键的几个方法论问题。我们将设法解决 3 个层面的转化科学问题,以讨论优化开发和实施认知增强干预措施的潜在步骤。我们回顾了这些研究机构在这一领域所赋予的前景和面临的挑战,并提出了未来可能的发展方向。

11.1 从基础科学到人体的转化(T1)

这一层面的转化研究为开发新的干预手段提供了关于人类生理学和认知科学的见解。研究精神分裂症及相关障碍动物模型,对于验证认知增强研究的关键预测有着很重要的价值。例如,2012 年,Lee 研究了青少年时期的认知训练是否能减轻成年期精神分裂症样的认知障碍。在此研究中,他们使用了已建立的精神分裂症神经发育模型——新生海马腹侧损伤的大鼠。青少年的认知训练防止了认知控制能力的损伤,也增强了与认知相关的海马神经振荡的同步性,这是一种衡量认知能力的脑功能指标。虽然这种研究前景大好,但T1 层面转化的研究仍存在许多挑战:动物模型与人类疾病的临床症状或复杂的认知障碍并不完全相同[1]。尽管认知能力测试正在取得大量进展,其也只是广泛使用的人类认知评估的替代物。近年来,转化的认知结构在临床研究中的应用,如精神分裂症认知神经科学治疗研究(cognitive neuroscience treatment research to improve cognition in schizophrenia, CNTRICS;见第 1 章),正是朝着这个方向迈出的可喜的一步[2]。

复杂精神疾病的动物模型因缺乏效度而广受批判。理想情况下,动物模型必须复制人类疾病的症状和体征(表面效度),具有相似的病因和机制(结构效度),并且必须在治疗前后具有相似的结果(预测效度)[3-4]。关于动物模型研究,有一个极好的例子:通过对大鼠惊吓反应的脉冲前抑制(pre-pulse inhibition, PPI)来测量感觉运动门控受损。想象一下,一个意想不到的敲门声会让你吓得跳起来,但这种惊吓可以通过先轻轻地敲门来减轻。PPI 指的是这样一种非惊吓"前脉冲"抑制对随后刺激或"脉冲"的反应的能力。精神分裂症患者表现出 PPI 缺陷,而 PPI 很容易在啮齿动物身上检测。基于精神分裂症相关基因,对小鼠模型的研究表明,PPI 模型在精神分裂症研究中具有一定的表面效度、预测效度和结构效度[5]。

然而,这样的模型还没有促使新的治疗药物产生,这一挑战大部分在于精神分裂症的异质性。越来越多的人认为,我们在努力开发新的干预措施时可能需要超越效度。2016 年,Swerdlow 等[6]提出,该领域不只是需要"简单地找到问题所在并修复它"的方法,即使一个无效的动物模型也可以得到有效应用。因此,从各方面识别精神分裂症患者保留的神经功能可能具有价值,并研究这些保留的神经机制如何通过基于学习的治疗来起靶向作用,从而有效利用代偿性神经可塑性功能。现存的动物模型有可能被重新用于研究这些问题。

11.2　向患者转化(T2)

这一水平转化研究的目标是找到新的干预措施,以便为基于证据的实践奠定基础。T2 转化研究试图建立一个关于临床环境中治疗干预有效性的知识库。在设计认知增强干预的研究时需要考虑以下几个重要问题(表 11 - 1)。

表 11 - 1　在设计、实施和回顾认知增强干预研究时应注意的事项

设计要素:
合适的样本大小
随机化的过程
盲法的实施

(续表)

程序的操作化和手册化
治疗方法可靠性的测量
预测因子/调节因子的考虑(例如,伴随用药、治疗师参与、依从性)
研究总体:
适当的纳入标准
合适的变量控制
报道筛选失败/保留/完成比例(研究流程图)
干预要素:
单一疗法或不同社会心理治疗的辅助疗法
对照干预的定义
演习和实践 *vs* 策略训练 *vs* 两者结合
综合培训与目标培训
社会认知目标
结果测量:
选择适当的认知和功能结果
对主要、共同主要和次要结果的事先定义
认知测量(不同于训练任务的认知结果的概括)
功能结果(对基于真实世界功能的概括)
多水平分析的测量(如基因、分子、细胞、回路、生理、行为和自我报告)
分析:
用合适的统计学测试
混杂变量的控制
练习效果的控制

11.2.1　设计问题

在设计认知干预研究时,经常要考虑的是测试独立治疗[如[7-8]综合治疗(认知增强治疗)[9-10]和 IPT[11]比较]。虽然综合治疗可能产生更强的效果,并更好地推广到现实世界,但治疗机制更难以辨别,需要"拆解"研究来阐明治疗效果的关键成分。近年来,美国国家精神卫生研究所(NIMH)开始支持采用"实验医学"方法的治疗研究,以加速药物治疗从实验到临床的开发和转移。根据这一观点,临床试验应该在测试对预期临床结果的影响之前,为拟议的治疗确定一个潜在的机制,以证明药物所参与的"代理"目标(如受体或酶)。虽然这种方法在精神药理学上很有前景,但复杂的精神疾病,如具有多方面、多种症状的精神分裂症,对确定认知和行为干预治疗目标的项目构成了实质性挑战(图 11 - 1)。

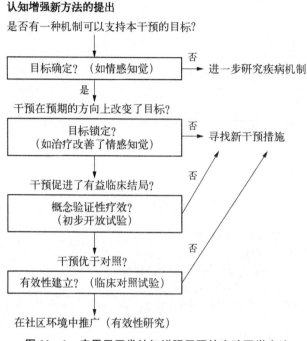

图 11 - 1   应用于开发认知增强干预的实验医学方法

11.2.2   对照组的选择

对照组是一组没有接受干预的参与者,但在其他方面与正在接受治疗的实验组相似。在选择合适的对照组时,研究者必须考虑可能有助于治疗效果的非特异性因素,如治疗时间长短、治疗环境、治疗因素等。这种非特异性因素在与对照组一样使用"常规治疗"的研究中尤其可能存在。最佳的方法是尽可能多地在非特异性因素方面使用与实验组匹配的主动控制干预,如支持性治疗[12]、非特异性计算机游戏[7]。然而,我们应该注意确保"活性对照"干预不包含实验干预中建议的治疗成分(如认知训练),这样我们就不会"把婴儿和洗澡水一起倒掉"。

11.2.3   随机

研究人员还需要考虑实验组和对照组的特征差异,以避免先前存在的组间差异可能造成的混杂效应。因此,将参与者随机分配到实验组和对照组的干预措施中是很重要的,以确保每个参与者都有可能被分到一组或另一组。要做到这一点,一个简单的方法是抛硬币或使用计算机程序生成随机数。

11.2.4　盲法设计

临床试验中的另一个重要问题是报告偏差。参与者可能会因为试图取悦研究者而产生偏见,因此他们会更努力地工作以表现得更好或感觉更好,以满足研究者的期望。为了解决这个问题,药理学研究通常用安慰剂(在拉丁语中,安慰剂的意思是"我会高兴的")来蒙蔽参与者的双眼。在心理治疗研究中,安慰剂治疗很难设计,因为它们的性质对参与者来说是显而易见的。然而,如前所述,通过使用与关键治疗成分类似但不包含关键治疗成分的干预措施(如非要求认知功能的电脑游戏),可以保持治疗的盲法。

评估人员也可能在不自知的情况下通过将自己的期望传递给参与者而导致测量偏差。而这可以在药理学研究中通过研究人员对受试者分配情况(是药物还是安慰剂)的不知情来解决,这对于社会心理治疗来说是不容易完成的。解决这一问题的一种方法是使用录像评估的集中评分,并确保评估结果不受受试者分配状态的影响。

11.2.5　推理检验

为了研究观察到的实验组和对照组之间的差异是否只是偶然发生,统计检验尤为重要。如果可观察到的结果非常低(通常小于 5％),研究人员可能会得出结论,认为结果是由于实验干预造成的。然而,需要记住的是,如果样本量足够大,即使是微小的差异也可能具有统计学意义。因此,重要的是要区分统计意义(简单地说,就是由于治疗而发生的变化)和临床意义(意味着改善的程度对患者有不同的意义)。临床意义是通过伴随置信区间的效应大小来表达的,而不仅仅是 P 值,研究人员在评估其干预措施时应同时使用这两种不确定性的测量方式。

11.2.6　确定总体

认知干预的有效性可能会受到临床诊断、年龄、基线认知功能以及限制因素(如器质性精神障碍、智力障碍和影响认知功能的药物,如抗胆碱能药物)的影响。由于精神疾病的病因和表型异质性，任何特定的神经认知缺陷不可能对同一诊断类别内的所有个体都具有普遍性。不同的认知表型可能有相似的临床表现；并不是所有的个体都会表现出特定的认知缺陷；特定的认知缺陷可能会出现于疾病和健康两种状态。这就提出了一个问题：在选择个体进行干预研究时，如何在操作上定义"个案化"。因此，如果入组标准只考虑 DSM 或 ICD 诊断类别，而没有处理基线神经认知异质性。那么，对于那些建议的认知训练干预不相关的个体，可能会无意中被纳入样本。

11.2.7 调节因子和预测因子的评估

为了制定规范的、个性化的干预策略，我们需要对参与者进行密集的多模式基线评估，以便我们能够回答这样一个问题：谁对哪种治疗可能做出最佳反应？按照理论和研究的建议，通过这种方式评估假定因素的可行性，可以在探索性研究中加以探讨。这些假定的调节因子可以在随后的大样本研究中进行正式的调节因子分析。这样识别出的最优化因子，可以作为更规范化治疗定制的变量（见第 8 章）。

神经生物学测量能提供更多的预测因子和调节因子，且可能更具体。例如，来自影像学、电生理学或 TMS 的生物标志物可以用来评估神经储备或可塑性。基因型、奖励敏感性、动机状态和内在信念也可能是有价值的预测因素。Keshavan 等[3]表明，皮质基线厚度和表面积是早期认知增强治疗反应的预测指标。遗传因素也可能提供相关预测指标。Lindenmayer 等[14]最近的研究表明，通过基线儿茶酚- O -甲基转移酶（catechol - O - methyl transferase, COMT）基因型数据预测注意力、语言和视觉学习认知训练的改善，相对于 *Val/Val*、*Met/Met* 和 *Val/Met* 组更好。

由于缺乏跨物种认知测量的可比性，在转化动物模型的认知增强方法时遇到了挑战。CNTRICS 计划试图利用认知神经科学开发一系列基于神经科学的精神分裂症认知评估[15]，这些方法可以用于测试新的认知干预。

11.2.8 定义治疗目标

为了了解行为改变的驱动机制，需要我们明确所研究的认知训练干预的治疗目标，并展示目标完成情况。主要结局或共同主要结局指标（如认知、功能）需要在一开始就明确确定，潜在的次要结局指标也应明确。因此，概念验证研究的初步证据将试图证明,干预会导致干预目标出现基于假设的变化(例如,特定的大脑回路,或心理过程,如工作记忆或注意力偏差)。然后,更大规模的研究将主要放在调节通路,并检查假定的目标变化是否会介导或转化为临床效益。介导(mediation)提示了干预工作的潜在机制,而适应(moderation)侧重治疗最有益的对象,应该注意区分这两个概念[16]。

我们还必须控制非特定因素,如辅助治疗,这些因素可能造成与认知训练无关的结果。在对精神分裂症的荟萃分析表明[17],辅助的心理社会康复增强了认知训练对功能结果的影响,但这种影响的特异性尚不清楚。未来的研究需要量化方案外的干预措施,并评估结果,以确定协同效益和开发优化的干预措施。

11.2.9　解释荟萃分析

读者必须越来越熟悉有关疾病治疗方案的文献综述和荟萃分析,才能对新出现的干预措施有一个全面的了解。荟萃分析是由来自不同研究的汇总统计效应产生的,这些研究可能包括大样本和小样本、分布对称的和不对称的、具有不同治疗传递系统的样本以及具有从不同环境收集的数据样本。尽管大多数此类分析为研究选择设定了标准,如随机化、盲法和类似的诊断标准,但"垃圾进垃圾出"的问题仍然需要警惕。通常,荟萃分析的总体效果会给较小的和设计较差的研究更大的权重,稀释较大的和设计较好的研究的影响。然而,在存在大量精心设计的研究不一致的情况下,以及读者想要确定总体效果的情况下,荟萃分析是合理的。系统综述和荟萃分析的结果也需要考虑可能的文件抽屉效应(即研究得到阴性结果,尽管存在重要意义,但可能从未发表过)。减少文件抽屉效应的方法之一是收录未发表研究的数据(所谓的灰色文献),并确保所有临床试验都已预先注册。有一些统计方法可用以检测发表偏倚,如漏斗图[18]。另一种方法是大数据分析。在这种方法中,通过使用大量患者的个体水平数据,将多项研究(已发表和未发表)的结果结合起来,从而提高检测结果差异的统计能力。

11.2.10　临床试验的改革

最近的研究表明,美国国家卫生研究院(NIH)资助的试验中,只有不到

50%发表在同行评审的期刊上,大约 1/3 根本没有发表。这意味着大量纳税人的钱被浪费了。为了解决这一问题,近年来,NIH 开始努力简化临床试验过程,并提高其透明度。NIH 将临床试验定义为任何对健康相关生物医学的检查或对行为结果影响的干预措施(可能包括或不包括安慰剂)。一些科学家认为这一定义过于宽泛。他们认为,以这种方式处理基本科学问题的研究(例如,研究大脑刺激对皮质可塑性的影响,而不是对临床结果的影响)可能被不恰当地归类为临床试验。然而,任何能够改变行为从而对健康产生影响的干预都需要承担更大的责任,正如临床试验所期望的那样。自 2017 年 1 月起,美国国家精神卫生研究所规定所有临床试验必须在第一个参与者注册后 21天内在网站(clinicaltrials.gov)上注册,所有结果必须在研究完成后 1 年内发布在该网站上。越来越多的医学杂志要求临床试验必须公开注册。为了协助研究者,NIH 网站现在提供了许多在线工具,如基于假设的案例研究、决策树和关于常见问题的详细内容。

11.3 从临床到社区的转化:推广和应用(T3)

转化研究中最后一个非常重要的考虑因素包括将认知训练推广到临床和社区实践中。许多因素导致了从研究到实践的转化延迟,包括疗效研究和照护背景之间的根本差异。这种研究到实践的"差距"促使人们重新思考干预开发和测试过程。转化的失败往往源于"象牙塔式"大学临床环境中开发的干预措施,这些干预措施的设计和准入标准受到严格控制,难以推广。2017 年,Medalia 等近期描述了认知训练在纽约大规模、地域多样化、公共资助的临床环境中的可行性和可接受性。当项目从开发地扩展到社区环境时,可以观察到转介、注册和利用率的降低。然而,大多数(97%)的参与者将认知干预评估为良好或优秀,表明其较高的可接受性。

"以部署为关注点"的干预开发和测试模型[19],强调在干预测试过程中更早地纳入关于典型患者、服务提供者、设置和利益相关者视角(如消费者、家庭成员、服务提供者、管理员、保险公司和支付者)的信息。仔细考虑患者的特征(如常见的并发症)、候选的干预措施(如可测量性、复杂性、患者负担及成本)、潜在供应商(如当前的能力、培训需求)和环境(如能力、竞争的要求,监管基础设施及补偿结构),也可能有助于开发更适合实践的、可扩展的及成本效益更高的干预措施。来自支付方和服务提供者利益相关者支持,对于认知培训项目的成功实施和可持续发展也至关重要。

11.3.1　推广到社区环境:需要考虑的因素

认知干预训练在社区环境中的推广是一个需要考虑的重要因素[20]。疗效-有效性鸿沟是由多种因素造成的,这些因素导致研究-实践转化的延迟[21]。

11.3.1.1　成本因素

由于成本问题,管理者和决策者常常不愿实施基于证据的实践。重要的是要记住,不做正确的事情和去做不正确的事情都是浪费的! 有证据表明,改善认知能力可能会提高功能结局,从而降低社会和个人的疾病成本。但是,由于培训和执行工作可能不容易通过现有的支付系统进行覆盖,因此可能会产生额外的费用。最近有证据表明,认知治疗是有成本效益的[22-23]。随着认知训练干预的证据基础越来越多,实施的主要障碍之一将是发展支付模式,第三方保险公司将通过这种模式为此类干预提供补偿,而这些干预并不总是类似于传统的个人和团体疗法。

11.3.1.2　效力因素

决策者和其他利益相关者经常担心服务可能没有支持实现的证据基础。越来越多的证据表明认知增强方法的有效性和普遍性,对这些治疗方法的开发人员来说,将这些证据传播给关键的利益相关者非常重要。然而,显然需要进行更多的有效性研究,因为支持认知训练干预的大多数证据基础都来自基于大学的临床试验。然而,值得注意的例外确实存在,它们强调了认知训练在更真实的环境[17]和样本[24]中对精神分裂症的可行性和有效性。

11.3.1.3　可靠性问题

在社区中实施有效干预需要高度标准化,以确保结果评估所需的精准度。然而,在常规的社区环境中,实现这种精准度是具有挑战性的,可能需要频繁地修改原始模型[25]。这样的修改将不可避免地导致问题:某项干预措施是否严重偏离了规定的手册,以及这种偏差是会导致更好,还是更糟糕的结果。未来的实施研究需要研究如何在常规临床环境中调整和制定以证据为基础的干预措施的实用指南和灵活的精确度指标,以及此类调整后的项目是否继续导致预期的临床结果。将临床干预转化为社区干预的传统方法是"先开发后传播"。这种模式可能是繁琐且低效的；采用知识转化方法，如加拿大卫生研究所使用的，通过行为-理论知识循环，将传播和实施与知识获取相结合的方法，可能更有效[26]。

11.3.1.4　基础设施和资金问题

认知增强方法所需的基础设施部分，如信息系统和临床记录系统等，可能无法在不同的社区环境中统一使用。领导层和工作人员的频繁变动以及规章制度和组织结构的变化都可能造成问题。这些问题最好通过参与治疗宣传的人员与制定总体基础设施和资金政策的人员之间的持续沟通来解决。

11.3.2　实施策略

在社区环境中实施认知增强干预可能需要数年时间。2016 年，Frances Dark 提出了一系列这样的实施阶段(图 11‐2)。在社区环境中成功地实施基于证据的实践需要以下几个步骤：首先，人们需要确定社区需要"什么(what)"，并得到证据的支持；其次，需要解决的问题是在"何处(where)"执行，以及分阶段地设立所需的时间和资源。最后一项任务是"如何(how)"确保必要的基础设施，包括关键的利益相关者，如服务提供者、消费者、支付者和决策者，以及项目现场团队；并利用数据指导下一步和持续改进。这些步骤将需要采取迭代方法，在计划、实施、评估和反思的循环中进行(图 11‐3)。

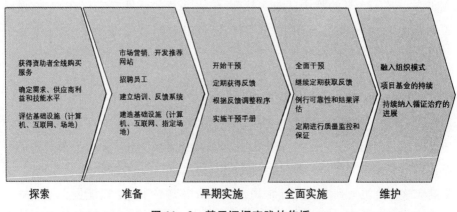

图 11‐2　基于证据实践的传播

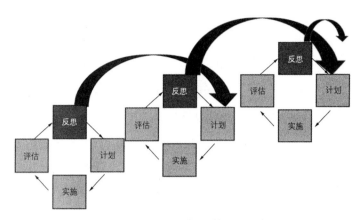

图 11-3　计划-实施-评估-反思循环

11.3.2.1　探索阶段

在此阶段,主要目标是在立法者、资助者和提供者组织之间建立共识,以实施认知增强方法,并解决利益相关者关注的问题。还应探讨在成员信息系统和培训方面的基础设施准备情况;还需要开发测量和监测可靠性的方法,并将其纳入质量改进机制。

11.3.2.2　准备阶段

此阶段的主要目标是确定和建立推荐网站、开发营销材料和招聘员工。还应采取步骤培训工作人员,建立包括计算机、互联网资源在内的基础设施,并确定指定的场地。需要审查和处理可行性和运输问题。还应建立认知训练方法最优性能的反馈系统。

11.3.2.3　早期实施阶段

在这个阶段,干预行动已经开始;定期从参与者和工作人员那里获得反馈;然后,这些信息被用于迭代地改进干预程序。编制干预行动的操作手册。确定并解决执行方面的障碍,开发数据管理和高效报告系统。

11.3.2.4　全面实施阶段

治疗干预措施已经规模化,并定期征求反馈意见。定期获得可靠性和结果测量,以及定期的程序审计、质量监控和保证。

11.3.2.5　维护阶段

在最后阶段,干预计划被纳入该组织的常规服务业务。对不断变化的组织优先进行监控,并建立适当的响应机制。持续维持该方案的机制包括资金安排以及合作伙伴关系。不断探索认知干预证据基础的进展,并将其纳入干预程序。

11.3.3 培训方法和谁来培训

培训讲习班本身可能不会对实践模式产生显著影响[27-28]。在最初的培训计划后进行定期个案咨询,个别或以小组形式进行可能是有效的。虽然在实施科学这一领域的文献不多,但似乎可以直观地看出,个体化咨询和专家支持的淡出,个体服务提供者的能力建设可达到最好的效果。根据我们在认知增强治疗培训社区站点的经验,我们发现定期的研讨会有助于划分要学习的大量资料,而持续的督导对于确保模型精确度至关重要。

认知增强教练可以来自任何心理健康学科,如心理学、社会工作、护理、康复、咨询或精神病学。主要先决条件包括照顾严重精神疾病患者的经验,熟悉心理社会治疗,有多学科团队工作经验,以及认知缺陷和精神疾病的工作知识。有这些学科的硕士学位最为理想,但并不是强制性的。认知增强训练师应具备所有这些资格。此外,还应具备领导经验、认知增强方法的实证基础知识,以及与培训教练和持续督导的经验。

认知训练干预的内容可以是沉浸式研讨会,也可以是定期举行(每周 1 次或 2 周 1 次)的督导会议。在这样的研讨会中,我们可以讨论诸如认知和精神病的本质、神经生物学基础、大脑可塑性的本质、认知增强方法的理论模型、认知训练和评估方法以及这些干预措施有效性的实证基础。

11.4 用于认知增强方法的数字化精神卫生应用

在一般人群中,移动电话和可穿戴设备在医疗保健领域的使用正在稳步增加,在严重精神疾病人群中使用甚至更快。它们可能提供一种经济、有效的方式来提供认知增强方法。智能手机可能会减少治疗时间,并允许在家里进行治疗,而不需要花费昂贵的临床医生参与。智能手机允许使用 Fitbit 等可穿戴设备收集被动行为(如通过活动记录仪和 GPS 数据收集行为和移动情况)和主动行为数据(通过症状和认知功能的调查数据,以及在线认知测试),以及生理数据(如睡眠、心率)。总的来说,这些数据允许构建每个人的"数字表型"。在评估日常功能方面,这种"数字表型"可能比定期的临床访问更可靠、更敏感[29]。基于智能手机的认知评估方法的信度和效度已经被证明[30]。

使用移动设备进行认知干预才刚刚开始。一项调查研究显示,美国人对大脑训练应用程序的兴趣很高,尤其是在年轻人群中[29]。最近的一篇论文回顾了 4 项研究(涉及 206 名参与者),比较了在线干预与安慰剂干预下创伤性脑损伤患者的记忆和执行功能(参与者获得了关于脑损伤的互联网资源)。没有明显的优效证据。为有认知障碍的多发性硬化症患者开发了一款移动认知训练应用程序,虽然其有效性尚未得到证实,但已被广泛接受并具有激励作用[31]。然而,关于智能手机对精神分裂症或相关疾病的认知干预方面的文献很少。这一领域的潜力巨大,需要更系统的工作来证明这些应用程序的有效性、安全性和用户参与度。

11.5　认知增强的新兴治疗靶标

随着认知培训干预领域的建立,针对注意力、记忆和解决问题等传统神经心理靶点的方法的有效性正在得到验证,新的干预靶标也出现了,成为改善精神分裂症及相关障碍功能恢复的有希望的认知靶点。目前,关于认知训练的新目标,讨论和研究最多的是社会认知训练,即处理和解释自己与他人的社会情感信息的能力[32]。社会认知培训项目已经成为一套基于群组和计算机为基础的方法,旨在加强诸如心智理论、观点采择、情感感知和管理、社会线索识别和功能障碍归因模式等领域(见第 5 章和第 6 章)。迄今为止的证据表明,在传统的神经认知修复方法中加入社会认知训练对病房功能结果有显著的好处[33]。因此,社会认知是治疗精神分裂症最有希望的新靶点之一。该领域的工作正在稳步进行,以确定使用认知训练方法解决的基本组成部分。

元认知是另一个快速兴起的治疗靶标。退一步认识自己个人认知的优势、不足以及偏见的能力,是精神分裂症患者元认知过程受损的一个关键方面[34],并可能产生功能性后果[35]。长期以来,人们一直认为妄想的形成在一定程度上是系统认知偏见的结果,而元认知训练试图纠正这种偏见。这种方法类似于精神病的认知行为疗法,但这种方法是通过心理教育和元认知练习的逐步实践,利用认知训练方法来识别和纠正关键的认知偏见,如妄下定论和对事件记忆的过度自信[36]。元认知训练还旨在提高人们对认知能力和局限性的总体理解,超越偏见,帮助参与者理解认知障碍对他们日常生活的影响,以及他们如何能够减小这些挑战的影响。

奖赏处理和动机是另外两个新兴的治疗靶标,认知训练干预可能会对它们产生有益的指导作用。与精神分裂症相关的愉悦感和动机性挑战在有缺陷综合征的患者中得到了充分证明[37],而且基本上没有通过抗精神病药物或现有的认知训练项目进行治疗[38]。此外,动机似乎是认知训练结果的一个关键因素,如参与度和治疗效果[39],其在治疗中的直接靶向可以显著改善多种功能结果。迄今为止,很少有研究使用认知训练方法来治疗精神分裂症患者的动机缺陷。然而,传统的动机性访谈方法可以提高对认知训练项目的治疗依从性[40]。其他人则更直接地关注于奖赏处理,旨在发展患者的休闲活动和爱好,以增强他们的动机和愉悦感处理[41]。然而,到目前为止,还没有使用认知训练方法通过计算机程序来增强动机的研究,开发针对这一重要领域的干预方法是未来研究的一个重要方向。

11.6 总结

- 虽然认知增强方法是有效的,但仍存在许多问题,系统研究是当务之急。
- 认知训练的研究需要在所有 3 个层面的转化研究中进行:从基础到人体研究,到临床环境,再从临床环境到社区。
- 认知增强的临床研究需要考虑设计、测量、分析和解释等方面的具体问题。
- 社区范围内的推广和实施,需要决策者、精神卫生管理人员和其他利益攸关方的"投入",仔细规划、实施和反复确定精确度以及可持续结果评估和改进。
- 社会认知、元认知、动机和奖赏处理,是认知干预的新兴靶标和发展前景。在社区环境中使用数字化、移动技术提供治疗是一个有前途的发展方向。

(甘冉飘、郑毓鹬,译)

参考文献

[1] Nestler E J, Hyman S E. Animal models of neuropsychiatric disorders[J]. Nat Neurosci, 2010,

13(10)：1161 - 1169.

[2] Barch D M, Berman M G, Engle R, et al. CNTRICS final task selection：working memory[J]. Schizophr Bull, 2009,35：136 - 152.

[3] Keshavan M S, Nasrallah H A, Tandon R, et al.Schizophrenia, "Just the Facts" 6. Moving ahead with the schizophrenia concept：from the elephant to the mouse[J]. Schizophr Res, 2011, 127(1)：3 - 13.

[4] Keshavan M S, Mehta U M, Padmanabhan J L, et al. Dysplasticity, metaplasticity, and schizophrenia：implications for risk, illness, and novel interventions[J]. Dev Psychopathol, 2015, 27(2)：615 - 635.

[5] Powell S B, Weber M, Geyer M A. Genetic Models of Sensorimotor Gating：Relevance to Neuropsychiatric Disorders[J]. Curr Top Behav Neurosci, 2012, 12, 251 - 318.

[6] Swerdlow N R, Light G A. Animal models of deficient sensorimotor gating in schizophrenia：are they still relevant[J]. Curr Top Behav Neurosci, 2016, 28, 305 - 325.

[7] Fisher M, Holland C, Merzenich M M, et al. Using neuroplasticity-based auditory training to improve verbal memory in schizophrenia[J]. Am J Psychiat, 2009, 166(7)：805 - 811.

[8] Fisher M, Holland C, Subramaniam K, et al. Neuroplasticitybased cognitive training in schizophrenia：an interim report on the effects 6 months later[J]. Schizophr Bull, 2009, 36(4)：869 - 879.

[9] Eack S M, Greenwald D P, Hogarty S S, et al. Cognitive enhancement therapy for early-course schizophrenia：effects of a two-year randomized controlled trial[J]. Psychiatr Serv, 2009, 60 (11)：1468 - 1476.

[10] Hogarty G E, Flesher S, Ulrich R, et al. Cognitive enhancement therapy for schizophrenia：effects of a 2-year randomized trial on cognition and behavior[J]. Arch Gen Psychiatry, 2004, 61 (9)：866 - 876.

[11] Brenner H, Stramke W, Mewes J, et al A treatment program, based on training of cognitive and communicative functions, in the rehabilitation of chronic schizophrenic patients (author's translation) [J]. Nervenarzt, 1980, 51(2)：106 - 112.

[12] Spaulding W D. Design prerequisites for research on cognitive therapy for schizophrenia[J]. Schizophr Bull, 1992, 18(1)：39.

[13] Hill S K, Reilly J L, Keefe R S, et al. Neuropsychological impairments in schizophrenia and psychotic bipolar disorder：findings from the Bipolar-Schizophrenia Network on Intermediate Phenotypes (B-SNIP) study[J]. Am J Psychiat, 2013, 170(11)：1275 - 1284.

[14] Lindenmayer J P, Khan A, Lachman H, et al. COMT genotype and response to cognitive remediation in schizophrenia[J]. Schizophr Res, 2015, 168(1 - 2)：279 - 284.

[15] Moore H, Geyer M A, Carter C S, et al. Harnessing cognitive neuroscience to develop new treatments for improving cognition in schizophrenia：CNTRICS selected cognitive paradigms for animal models[J]. Neurosci Biobehav Rev, 2013, 37(9, Part B)：2087 - 2091.

[16] Baron R M, Kenny D A. The moderator-mediator variable distinction in social psychological research：conceptual, strategic, and statistical considerations[J]. J Pers Soc Psychol, 1986, 51 (6)：1173 - 1182.

[17] McGurk S R, Twamley E W, Sitzer D I, et al. A meta-analysis of cognitive remediation in schizophrenia[J]. Am J Psychiat, 2007b, 164(12)：1791 - 1802.

[18] Flore P C, Wicherts J M. Does stereotype threat influence performance of girls in stereotyped domains? A metaanalysis[J]. J Sch Psychol, 2015, 53(1)：25 - 44.

[19] Weisz J R, Ugueto A M, Cheron D M, et al. Evidence-based youth psychotherapy in the mental

health ecosystem[J]. J Clin Child Adolesc Psychol, 2013, 42(2): 274 - 286.

[20] Keshavan M S, Giedd J, Lau J Y F, et al. Changes in the adolescent brain and the pathophysiology of psychotic disorders[J]. Lancet Psychiatry, 2014, 1(7): 549 - 558.

[21] Tcheremissine O V, Rossman W E, Castro M A, et al. Conducting clinical research in community mental health settings: opportunities and challenges[J]. World J Psychiatry, 2014, 4(3): 49 - 55.

[22] Garrido G, Penadés R, Barrios M, et al. Computer-assisted cognitive remediation therapy in schizophrenia: durability of the effects and cost-utility analysis[J]. Psychiatry Res, 2017, 254, 198 - 204.

[23] Yamaguchi S, Sato S, Horio N, et al. Cost-effectiveness of cognitive remediation and supported employment for people with mental illness: a randomized controlled trial[J]. Psychol Med, 2017, 47(1): 53 - 65.

[24] Eack S M, Hogarty S S, Greenwald D P, et al. Cognitive enhancement therapy in substance misusing schizophrenia: results of an 18-month feasibility trial[J]. Schizophr Res, 2015, 161(2 - 3): 478 - 483.

[25] Aarons G A, Hurlburt M, Horwitz S M. Advancing a conceptual model of evidence-based practice implementation in public service sectors[J]. Adm Policy Ment Health, 2011, 38(1): 4 - 23.

[26] Srihari V H, Shah J, Keshavan M S. Is early intervention for psychosis feasible and effective[J]. Psychiatr Clin North Amer, 2012, 35(3): 613 - 631.

[27] Herschell A D, Kolko D J, Baumann B L, et al. The role of therapist training in the implementation of psychosocial treatments: a review and critique with recommendations[J]. Clin Psychol Rev, 2010, 30: 448 - 466.

[28] McHugh R K, Barlow D H. The dissemination and implementation of evidence-based psychological treatments: a review of current efforts[J]. Am Psychol, 2010, 65(2): 73 - 84.

[29] Torous J, Staples P, Fenstermacher E, et al. Barriers, benefits, and beliefs of brain training smartphone apps: an Internet survey of younger US consumers[J]. Front Hum Neurosci, 2016, 20(10): 180.

[30] Sliwinski M J, Mogle J A, Hyun J, et al. Reliability and validity of ambulatory cognitive assessments[J]. Assessment, 2016, 5(1): 14 - 30.

[31] Tacchino A, Pedullà L, Bonzano L, et al. A new app for at-home cognitive training: description and pilot testing on patients with multiple sclerosis[J]. JMIR Mhealth Uhealth, 2015, 3(3): e85.

[32] Green M F, Penn D L, Bentall R, et al. Social cognition in schizophrenia: an NIMH workshop on definitions, assessment, and research opportunities[J]. Schizophr Bull, 2008, 34(6): 1211 - 1220.

[33] Schmidt S J, Mueller D R, Roder V. Social cognition as a mediator variable between neurocognition and functional outcome in schizophrenia: empirical review and new results by structural equation modeling[J]. Schizophr Bull, 2011, 37(supplement 2): S41 - S54.

[34] Moritz S, Woodward T S. Metacognitive training in schizophrenia: from basic research to knowledge translation and intervention[J]. Curr Opin Psychiatry, 2007, 20(6): 619 - 625.

[35] Lysaker P H, Dimaggio G, Carcione A, et al. Metacognition and schizophrenia: the capacity for self-reflectivity as a predictor for prospective assessments of work performance over six months [J]. Schizophr Res, 2010, 122(1): 124 - 130.

[36] Moritz S, Andreou C, Schneider B C, et al. Sowing the seeds of doubt: a narrative review on metacognitive training in schizophrenia[J]. Clin Psychol Rev, 2014, 34(4): 358 - 366.

[37] Kirkpatrick B, Buchanan R W, McKenny P D, et al. The schedule for the deficit syndrome: an instrument for research in schizophrenia[J]. Psychiatry Res, 1989, 30(2): 119 - 123.

[38] Carpenter Jr W T, Buchanan R W. Negative symptom therapeutics[J]. Schizophr Bull, 2017,

43(4)：681 - 682.

[39] Saperstein A M, Medalia A. The role of motivation in cognitive remediation for people with schizophrenia[J]. Curr Top Behav Neuroscis, 2015, 172, 533 - 546.

[40] Fiszdon J M, Kurtz M M, Choi J, et al. Motivational interviewing to increase cognitive rehabilitation adherence in schizophrenia[J]. Schizophr Bull, 2015, 42(2)：327 - 334.

[41] Velligan D I, Roberts D, Mintz J, et al. A randomized pilot study of MOtiVation and Enhancement (MOVE) Training for negative symptoms in schizophrenia[J]. Schizophr Res, 2015, 165(2)：175 - 180.

词　汇　表

A

amygdala　杏仁核：位于颞叶内侧的大脑区域，被认为是控制情绪及自主行为的区域。

anosognosia　疾感失认症：一种已知的神经疾病，对自己的神经功能障碍（如中风）认识受损。

attributional style　归因方式：一个人理解生活中社会事件的方式。

B

brain computer interface(BCI)　人机交互：利用大脑的信号来控制电脑或其他辅助设备的方法。

brief assessment of cognition in schizophrenia（BACS）　简明精神分裂症认知评估测验：简单的，基于表现的精神分裂症神经认知功能评估方法。

brainHQ　脑 HQ：自下而上，基于计算机的神经认知训练项目专注于听觉处理。

C

cingulate cortex　扣带皮质：位于额叶内侧的大脑区域，被认为是调节选择性注意、错误监控和执行功能的区域。

cognitive enhancement　认知增强：一套方法，从药理学到社会心理学，以提高神经精神病学状况下的注意力、记忆力、问题解决能力、社会理解和（或）其他认知功能。与认知训练、认知修复和认知康复同义，但很少污名化，更广泛地应用于非障碍性人群。

cognitive enhancement therapy (CET)　认知增强治疗：一种用于精神分裂症认知增强的特殊方法，最初由 Hogarty 和他的同事们研发，更多细节见网站 www.CognitiveEnhancement Therapy.com

cognitive flexibility　认知灵活性：一个神经认知过程，支持行为在不同的情境下转换，并使识别和使用替代问题解决策略成为可能。

cognitive style　认知风格：认知挑战的积累，用作减少患者表现的异质性和指导认知增强。

cognitive styles and social cognition eligibility interview　认知风格和社会认知适应性评估：

基于访谈式的社会和非社会认知评估,最初是为了确定明显的认知障碍,表明需要行认知增强治疗。

cognitive training 认知训练:见认知增强。

cognitive rehabilitation 认知修复:见认知增强。

cognitive remediation 认知矫正:见认知增强。

cognitive remediation and functional adaptation skills training 认知矫正和功能适应技能训练:Bowie 和他同事开发的一种针对精神分裂症集成的计算机式的认知修复方法,并以小组为基础的技能训练方法。

cogpack 认知包:一套由 Marker 软件公司开发的基于计算机的神经认知训练程序,专注于注意、记忆和问题解决。

context appraisal 情景评估:一个人从社会环境信息中判断社会线索的能力,以及对不同、有时是模棱两可的角色、规则和目标的认识。

cognitive neuroscience treatment research in schizophrenia (CNTRICS) 精神分裂症认知神经科学治疗研究:一组基于认知神经科学构建的测试,可能具有更好的神经效度,并可用于实验动物模型。

continuous performance test (CPT) 连续操作测验:一种持续注意力测试,在这个测试中出现一系列刺激,当目标刺激出现时,个体要做出反应,如当 A 之后出现 X 时。

critical windows 关键窗:学习和神经可塑性被认为发生在有限的时间内,即早期的"关键时期"。在这些关键时期,大脑适应或不适应的经验或者挫折影响都会产生持续性行为后果。

D

dementia praecox 精神分裂症:最初由 Benedict Morel 提出的一个术语,指一种慢性精神疾病,后来 Emil Kraepelin 对其进一步与躁狂抑郁症区分描述。后来 Eugen Bleuler 改称为精神分裂症。

dorsolateral prefrontal cortex 背外侧前额皮质:位于额叶的大脑区域,负责调节工作记忆和执行功能。

E

emotion perception 情绪知觉:社会认知能力涉及对他人情绪的准确识别和理解,通常设计到面部或声音韵律。

epigenetics 表观遗传学:在不改变 DNA 序列的情况下,研究基因表达的遗传变化。

event-related potential (ERP) 事件相关电位:由特定的感觉、认知或运动引起的大脑脑波反应。ERP 用于评估大脑功能,并使用脑电图(EEG)进行测量。

executive function 执行功能:如问题解决,计划在两种或多种任务下转换的行为。

experience-dependent neuroplasticity 经验-依赖神经可塑性:在发育早期,经验和由此产生

的神经元活动可以形成神经元反应特性,而不受生物体对刺激注意的影响。

explicit memory 外显记忆:一种记忆类型,包括对自传的或事实信息有意识的记忆和回忆。

F

foresight 远见:对一个人行为的长期后果进行判断并利用这些信息来指导当前和未来行为的能力。

fusiform gyrus 梭状回:位于颞叶内侧的大脑区域,负责调节面部信息处理。

G

growth mindset 成长型思维模式:由卡罗尔·德韦克提出的一种概念,在这个概念中,一个人的智力不是固定的,而是在很大程度上受他自己控制的。

H

Hebbian learning Hebbian学习:当两个神经元重复或持续地同时放电时,一个或两个细胞都会发生一些变化,从而提高神经元活动的效率。有句谚语"一起放电的神经元连在一起",首先由 Donald O. Hebb 提出这一观点。

hippocampus 海马:位于颞叶内侧的大脑区域,负责记忆和空间导航。

I

implicit memory 内隐记忆:一种不涉及有意识的回忆和记忆,不涉及有意识回忆的一个例子是,一个人无须有意识地回忆如何骑自行车步骤,但在需要的时候能够这样做。

insight 自知力:这是一个多维概念,包括准确的自我意识,正确的归因,以及对自己的疾病和治疗需要的认识。

integrated psychological therapy (IPT) 综合心理治疗:Brenner 和他的同事们开发的一个完整的、基于群体的精神分裂症神经认知和社会性认知训练模型。

L

long-term potentiation (LTP) 长时程增强:通过一个神经元重复的传递信号,导致动作电位(神经细胞发出信号时的活动)在接收神经元信号的传递时持续增强,LTP 是神经可塑性的基础。

M

measurement and treatment research to improve cognition in schizophrenia (MATRICS) 改善精神分裂症认知的测量和治疗研究:这是近年来为评估精神分裂症患者认知能力而开发的一套测试。

MATRICS consensus cognitive battery（MCCB） MATRICS 认知成套测试：临床实验认知评估的"金标准"，有 10 个测验，涉及 7 个认知领域。

metacognition 元认知：被认为是"思考关于思考"，包括自我监控、自我调节以及对自身心理活动的了解。

micro expressions training tools 微表情训练工具：基于计算机的社会认知训练项目，主要由 Paul Ekman 开发用于改善面孔情绪识别和理解。

mayer-salovey-caruso emotional intelligence test（MSCEIT） 梅耶-沙洛维-库索情商测试：一种基于表现的情绪智商测验方法，涵盖情绪感知、促进、理解和管理等领域。

N

n-back task n-back 任务：工作记忆的一种检测，在这一任务过程中，会呈现一系列刺激，当新刺激（如数字或字母）与之前出现的刺激相同时被试必需指出，n 调整任务难度。

neuropsychological education approach to remediation（NEAR） 认知矫正的神经心理学教育方法：Medelia 和同事开发的一种针对精神分裂症的折中且灵活的神经认知训练方法。

neurocognition 神经认知：为组合词，用来指涉及注意、记忆和执行功能的非社会认知过程，通常通过标准化的智力或神经心理测试进行评估。

neuromodulation 神经调控：一系列通过外部设备来刺激或抑制大脑功能的方法。

O

orientation remedial module(ORM) 定向治疗模块：Ben-Yishay 和同事们一起开发的一个以注意力为中心的计算机认知训练项目。

P

Penn computerized neurocognitive battery Penn 计算机化神经认知成套测验：基于计算机的神经认知评估成套测试，用于监测认知增强结果。

perspective taking 观点采择：接受他人观点的能力（心智理论或心理理论），并根据可获得的社会背景信息推断他人的精神状态。

Posit Science 听觉神经认知训练项目脑 HQ，由 Michael Merzenich 开发。

plasticity 可塑性：大脑因经验而改变（被塑造或雕刻）的特性。

PSS CogRehab 由 OdieBracy 开发的一套以计算机为基础的神经认知训练程序，用于提高注意力、记忆力和解决问题的能力。

psychoeducation 心理教育：一般主要围绕心理健康，以及认知能力和挑战，特别是在认知增强方面。

S

scaffolding 鹰架：认知增强方法中使用的概念，源于建筑物中支持建筑物堆砌的脚手架，作为学习者在其能力范围内进行学习的框架。

schizophrenia cognition rating scales（SCoRS） 精神分裂症认知评定量表：一个简短的、基于访谈的精神分裂症神经认知和社会认知评估。

specific levels of functioning scale（SLOF） 功能等级量表：通用功能评估量表，一般通过家庭成员或临床医生提供信息进行功能结果评估。

social cognition 社会认知：一个综合条目，用来指理解、解释和管理自己或他人的社会情感信息时所涉及的认知过程。

social cognition and interaction training（SCIT） 社会认知和交互训练：由 Penn、Robert 和同事们研发的以组进行的精神分裂症认知训练项目。

social cognitive skills training 社会认知技能训练：由 Willian Horan 和同事开发的基于小组的精神分裂症社会认知训练方法。

social context appraisal 社会情景评估：在变化、多样和自发的社会环境中，理解行为规则和规范的能力。

social cue recognition 社会线索识别：社会认知能力包括精准感知他人的非言语信号，包括面部表情、身体姿势和声调。

social perception 社会知觉：社会认知能力的通称，包括社会情景评估、情感感知、社会线索识别等社会认知能力。

spindle sleep 纺锤波睡眠：在非快速动眼（NREM）期间一种有趣的震荡波，被称为纺锤波睡眠，它被认为在突触变化和睡眠依赖的记忆巩固中起作用。

stroop test stroop 测试：选择性注意的一种测试。在这个任务中，被试需要尽可能快的给出这个字的颜色但是不能读出这个字。因此，如果单词"BLUE"被写成红色（与内容不一致单词）被试应该说红色。当字的颜色和字的内容不一致时说出字的颜色，需要花费更多的时间和会犯更多的错误。

supported employment 支持就业：职业康复的一个重要概念，在职业环境中，采用"先安置再培训"的方法，与传统的"先培训后安置"模式不同。

T

the awareness of social interference test（TASIT） 社会推理意识测试：这项测试评估的是心智化处理（观点分析或心理理论），录像记录和评估对他人意图推断、发现善意谎言和讽刺等的人际互动。

theory of mind 心智理论：见观点采择。

therapeutic alliance 治疗联盟：医生和患者之间的关系，这种关系可能会是决定治疗结局的重要因素。

thinking skills for work 工作思维能力：由 Susan McGurk 和同事为精神分裂症开发的一项基于计算机的整合式认知修复和个体化支持就业项目。

transcranial direct current stimulation（tDCS） 经颅直流电刺激：通过直流电改变颅内神经

元静息膜电位。

transcranial magnetic stimulation(TMS)　经颅磁刺激：通过聚焦磁场来刺激大脑，由此产生的电流使颅内皮质去极化，从而在目标脑区产生动作电位，它已被用来研究精神分裂症脑内皮质可塑性。

U

UCSD performance-based skills assessment（UPSA）　UCSD 操作技能评估：Thomas Patterson 和同事们研发的一种广泛使用的基于表现的功能能力评估方法。

W

WHO QOL-BREF　世界卫生组织生存质量测定量表简表：世界卫生组织开发的一种广泛使用、简短的生活质量评估方法，用于监测功能结果和生活质量的变化。

Working memory　工作记忆：一种特殊形式的短期记忆，基于大脑中保存有限的信息来完成任务。

（魏燕燕，译）

索　　引